CORPVS MEDICORVM GRAECORVM

EDIDERVNT

ACADEMIAE BEROLINENSIS HAVNIENSIS LIPSIENSIS

I 1,2

HIPPOCRATIS

DE AERE AQVIS LOCIS

EDIDIT ET IN LINGVAM GERMANICAM VERTIT

HANS DILLER

BEROLINI IN AEDIBVS ACADEMIAE SCIENTIARVM MCMLXX

HIPPOKRATES

ÜBER DIE UMWELT

HERAUSGEGEBEN UND ÜBERSETZT

VON

HANS DILLER

AKADEMIE-VERLAG · BERLIN 1970

Erschienen im Akademie-Verlag GmbH, 108 Berlin, Leipziger Straße 3–4

Lizenznummer: 202 · 100/283/70
Herstellung: IV/2/14 VEB Werkdruck, 445 Gräfenhainichen · 3219
Bestellnummer: 2028/16 · ES 17 A · 7 M
EDV 751 589 6
34,–

VXORI CARISSIMAE

PRAEFATIO

1. De codicibus manu scriptis

Libellus Hippocraticus Περὶ ἀέρων ὑδάτων τόπων inscriptus novem codicibus Graece scriptis traditus est. Quorum unus solus non ex aliis exemplaribus nobis notis pendet ideoque suo iure fundamentum huius editionis est. Dico Vaticanum graecum 276 (V)[1], qui aliorum quoque V librorum Hippocraticorum testis gravissimus est. Quem diligentissime perscrutatus descripsit J. Ilberg, RhMus. 42, 1887, 444sqq. necnon in editione Hippocratis Operum, quam curavit H. Kühlewein, vol. I, 1894, p. XVsqq. Est autem codex membranaceus s. p. Chr. n. XII exeunte scriptus, foliorum ducentorum septem, ubi legimus a p. 63^{v} usque ad p. 67^{v} libellum nostrum ab exordio usque ad verba τοῦ δὲ χειμῶνος ψυχρά (p. 28,3 huius editionis) et a verbis καὶ λειεντερίαι καὶ ὕδρωπες (50,16) usque ad finem. Quae hic desunt, leguntur in libro Περὶ τῶν ἐν κεφαλῇ τρωμάτων, qui in codice Vaticano ante Π. ἀ. ὑ. τ. traditus est. Quo in libro post verba τῷ ἕλκει (vol. III, p. 260,2 editionis Littraei) duas partes libri Π. ἀ. ὑ. τ. a verbis ὅτι τὸ παχύτατον (46,5) usque ad ἢν ἕλκος ἐγγένηται (50,16), deinde verbis primis repetitis paulumque mutatis a τοῦ δὲ χειμῶνος ψυχροῦ (28,3) usque ad οὐρέουσιν οἱ λιθιῶντες (46,5) insertas legimus. Quam confusionem ordinis foliis errore bibliopegae iam in codice quodam Vaticano priore mutatis ortam esse Ilberg, Philol. 52, 1894, 422sqq. optime exposuit.

Textus libelli codice Vaticano traditus editus est a G. Gundermann, Hippocratis De aere aquis locis (Kleine Texte für Vorlesungen und Übungen ed. H. Lietzmann, 77, 1911. ^{2}1929). Equidem codice ipso in Bibliotheca Vaticana et exemplo lucis ope impresso collatis Gundermannii editionem accuratissimam esse vidi. Idem rettulit in apparatu critico lectiones a Vaticano differentes codicum Graecorum: Paris. gr. 2146, Paris. gr. 2255, Vatican. Barberin. I 5, Mutin. Est. gr. 220, Monac. gr. 71, Ven. Marc. App. Cl. V 14 (= Nanian. 248), Vatican. Pal. gr. 192. Qui codices omnes s. XV vel XVI exarati sunt; eiusdem aetatis est Holkham. gr. 282, cuius Gundermann in editione mentionem fecit, lectiones autem enumerare nondum poterat. Quas supplevit K. Freudenmann in dissertatione Tubingensi „Beiträge zur Überlieferung der hippokratischen Schrift Π. ἀ. ὑ. τ.“ (1922); quo in libro scrutatus,

[1] Cf. H. Diels, Die Handschriften der antiken Ärzte, vol. I, 1905, 4.

quid valerent lectiones codicum recentiorum, ostendit omnes seu recta via seu per ambages e Vaticano pendere. Quod ilico apparet inspicientibus codd. Monacensem, Nanianum, Palatinum, Parisinum gr. 2146, Holkhamensem, Estensem, qui et ordinem foliorum Vaticano traditum et lectiones eius codicis receperunt. Quibus rebus denuo perquisitis in libro „Die Überlieferung der hippokratischen Schrift Π. ἀ. ὑ. τ." (Philol. Suppl. 23,3, 1932 [= Überl.], cf. ibid. p. 22) mihi videor ostendisse Monacensem, Nanianum, Palatinum recta via, Paris. gr. 2146 et Holkhamensem alio quodam codice interposito e Vaticano pendere, Estensem autem ex Holkhamensi descriptum esse.

Longius a Vaticano codd. Paris. gr. 2255 et Barb. I 5 distant. Quod librarius Parisini partem libri Π. ἀ. ὑ. τ. in librum Π. τῶν ἐν κεφαλῇ τρωμάτων transpositum π. προγνώσεως ἐτῶν inscripsit, ex ordine textus Vaticani pendere iam Ilberg luce clarius ostendit. Variae autem lectiones, quibus Parisinus a Vaticano differt, coniecturis debentur, quas Ianus Cornarius primum in editione librorum Π. ἀ. ὑ. τ. et Π. φυσῶν apud Hieronymum Frobenium (Basileae 1529), deinde in editione omnium Hippocratis operum (Basileae 1538) in lucem emisit. Parisinum ipsum ex editione Cornarii anni 1538 pendere Überl., 17 sqq. ostendi[1].

Multo amplius quam Paris. 2255 a Vaticano Barb. I 5 et variis lectionibus et textus ordine differt. Qua de causa H. Kühlewein, Hermes 18, 1883, 19 sq. hunc codicem e Vaticano non pendere, sed alterum testem genuinum textus esse affirmavit, quo una cum Vaticano in editione Hippocratica anni 1894 fundamento usus est. Cui opinioni summo iure K. Freudenmann et J. L. Heiberg, Hermes 39, 1904, 133 sqq. repugnaverunt, qui tamen de aetate codicis sententiis differebant: Freudenmann alios viros doctos secutus eum s. XV, Heiberg s. XVI scriptum esse censuit. Opinor autem me probavisse (Überl., 27) Barberinum in textu disponendo Cornarii versionem Latinam Hippocratis secutum et in lectionibus eligendis usum esse notis ab A. Gadaldino medico Veneto margini versionis Latinae Cornarii adscriptis et in Galeno Latino editionis Iuntinae ([4]Venetiis 1565, Vol. II, p. 2 sqq.) impressis.

Gad. Adnotationes Gadaldini autem re vera nova subsidia ad textum libri Π. ἀ. ὑ. τ. constituendum afferunt. Quae priusquam in editione Iuntina impressae sunt, a Gadaldino volumini cuidam editionis Aldinae (1526), alteri editionis Basileensis (1538) manu adscriptae erant, quae postea signis SQE VIII 14 et SQT VIII 9 notata Mediolani in bibliotheca Ambrosiana conservabantur[2], ubi Fr. R. Dietz anno 1830 eas

[1] Cf. quae scripsi in commentariolo, Nochmals: Überlieferung und Text der Schrift von der Umwelt. Festschrift E. Kapp, 1958, 31 adn. 2.

[2] Textum utriusque libri una cum adnotationibus lucis ope expressum examinavi.

notas primus vidit et contulit[1]. Foliorum ordinem in codice Vaticano perturbatum Gadaldinus secundum suum exemplar correxit. Neque tamen ordinem antiquum libelli, sed alium quendam ante ipsius tempora consulto compositum praebet. Legit enim: 24,1–34,16. 54,4–8. 56,14–62,2. 54,8–56,13. 62,2–82,15. (34,17–54,3).[2] Quo textus ordine multisque lectionibus a Vaticano differentibus verisimile est Gadaldini exemplar non e Vaticano ipso pendere, sed e codice quodam aetatis Byzantinae prioris, qui a traditione Vaticana non valde diversus in novum tamen ordinem redactus erat[3]. Ad hoc Gadaldinus textum libelli saepe aliis fontibus, imprimis Galeni scriptis usus correxit[4]: quae, si libri, quibus usus est, nobis conservati sunt, in testimoniis, non in apparatu critico attuli.

Ordinem antiquum rectumque libri servatum videmus versione La- Lat.
tina, quae duobus codicibus nobis tradita est, Parisino lat. 7027, s. X, f. 13^v/32^v (Lat.^{p}) et Ambrosiano lat. G 108 Inf., s. X, f. 19^r/21^v (Lat.^{a}). E quibus Lat.^{a} tantum 24,1–28,4 φλεγματώδεας atque 42,11 ὑπὸ βάρεος–58,11 τὰς κεφαλὰς ἔ(χον), Lat.^{p} autem totum textum excepta parte 38,2 ἄριστα δὲ – 40,13 ἀνάγει δὲ servavit. Quo codice nisus E. Littré anno 1840 (editionis vol. II, p. 9, imprimis II, p. 16sq.) primus rectum ordinem libelli restituit. Kühlewein, Hermes 40, 1905, 248sqq. editionem versionis lectionibus utriusque codicis et manus secundae codicis Parisini allatis publici iuris fecit. Gundermann, Lietzmanns Kleine Texte 77, 1911, codici Vaticano textum Latinum Parisini opposuit lectionibus Ambrosiani et manus secundae Parisini in apparatu critico adscriptis. Novam editionem translationis J. Brinckmann dissertatione „Vetusta Hippocratici libri Π. ἀ. ὑ. τ. inscripti versio Latina ad codicum fidem recensita" (Monasterii 1922) elaboravit eiusque sermonem Latinum perscrutatus est. Iam Kühlewein (l. l., 254) versionem quinto p. Chr. n. saeculo factam esse iudicavit. Notandum autem est hoc testimonium codicibus Graecis tanto antiquius Vaticano multis mendis similius esse quam lectiones Gadaldini et testimonia Arabo-Hebraica, de quibus paulo infra dicemus[5]. Attamen istam translationem summi momenti esse constat, quippe quae neque transcriptionem in litteras minusculas neque perturbationem foliorum, quam in traditione Vaticana invenimus, passa sit.

Praeter versionem Latinam etiam Arabica[6] nobis tribus codicibus Ḥun.
servata est, qui sunt Aya Sofya 4838 (scriptus anno 1252), Aya Sofya 3572 (qui ex codice 4838 pendet eoque multo recentior est), Aya Sofya 3632 (qui sui iuris est). Multas gratias debeo Fr. Pfaff †, qui codices

[1] Cf. H. Kühlewein, Hermes 18, 1883, 18.
[2] Cf. Überl., 43 cum adn. 103. [3] Cf. Festschrift Kapp, 39sq.
[4] Cf. Heiberg, Hermes 39, 1904, 137. Überl., 30sq.
[5] Cf. Festschrift Kapp, 36sq.
[6] Ea versio nuper edita est a J. N. Mattock et M. C. Lyons, Cambridge 1969.

4838 et 3572 in usum meum in linguam Germanicam transtulit, et G. Strohmaier, qui illam versionem examinavit et cum codice 3632 contulit. Facta est versio Arabica ab interprete doctissimo Ḥunain ibn Isḥāq (s. IX), qui librum Π. ἀ. ὑ. τ. in linguas Syrorum et Arabum se transtulisse ipse testatus est [1] eodemque loco narravit virum eiusdem familiae Ḥubaiš ibn al-Ḥasan Galeni commentarium in librum Π. ἀ. ὑ. τ. in linguam Arabicam convertisse. Quae translatio commentarii anno 1299 a Salomone ben Natan Hameati in sermonem Hebraicum conversa et a Mose Alatino medico Iudaico in linguam Latinam translata hac ipsa lingua in septima operum Galeni editione Iuntina (1600), postea in editione operum Hippocraticorum Charterii (vol. VI, 1679, p. 187sqq.) impressa est. Hebraicae versionis unus codex, Bodleianus Oppenh. Add. Fol. 18, s. XV, servatus est, quem idem Fr. Pfaff in linguam Germanicam convertit: quo in codice librum a principio usque ad verba τοῖσι δὲ πρεσβύτῃσιν ἥκιστα (48,12) legimus. Commentarius Galeni in versione Arabica et Hebraica ab interpretibus cum lemmatibus textus Hippocratici coniunctus in traditione Arabica postea rursus separatus est; tamen per errorem librariorum nonnullae interpretationes Galeni etiam nunc dictis Hippocratis inhaerescunt [2].

Eodem modo Hippocratis verba cum interpretationibus Galeni coniuncta in versione Latina translationis Arabicae legimus. Quae versio duodecim codicibus manu scriptis s. XII/XIV tradita primum in editione Abū Bakr ar-Rāzī, Opuscula medica, Venetiis 1497, f. 154^{r}sqq. impressa est. K. Freudenmann in dissertatione p. 7 laudata textum codicis antiquissimi (Londin. lat. Cotton. Galba E IV, s. XII/XIII) edidit variasque lectiones ceterorum codicum, quos noverat, emisit; ipse alio codice et textu ar-Rāzī comparatis editionem criticam versionis feci (Überl., 57sqq. 83sqq.). Nuper L. Thorndike, Relations between Byzantine and Western Science and Pseudoscience before 1350, Janus 50, 1964, 42 ostendit in codice Vindob. Bibl. Nat. 2328, s. XIV, f. 96^{v}/99^{r} librum De aere aqua et regionibus ab Isaak Toletano translatum legi, qui eum librum 'ab ydiomate Greco in Latinum' convertisse dicitur. Postquam iam Thorndike suspicatus est exemplar quoddam Arabicum istud opusculum anteisse, equidem codice lucis ope expresso collato intellexi etiam codicem Vindobonensem versionem Arabo-Latinam iam notam tradere. Isaak Toletano nominato fortasse suspicatus sis versionem Toleti factam esse; aegre autem confidas librario, qui istam translationem e Graeca lingua in Latinam factam esse dicat, suntque alia indicia, e quibus librum in Italia meridionali (fortasse Salerni) translatum esse conieceris (cf. Überl., 120sqq.). Ver-

[1] Cf. G. Bergsträßer, Ḥunain ibn Isḥāq, Über die syrischen und arabischen Galen-Übersetzungen. Abhandlungen für die Kunde des Morgenlandes XVII 2, 1925, 35.

[2] De Galeni commentario ex laudationibus Oribasii et ex scriptis Galeni nobis Graeca lingua traditis supplendo cf. Überl., 155sqq. 164sqq.

sionem, ubicumque orta est, saeculo duodecimo compositam esse valde probabile est (cf. Überl., 129sq.); antiquior igitur est quam codices Arabici nobis conservati. Qua de causa ad textum Graecum, quo Ḥunain usus est, constituendum et codices Arabi et translatio Latina versionis Arabicae et codex Hebraicus commentarii Galeniani adhibenda sunt.

2. De memoria secundaria

Haud facile est verba Graeca istarum versionum auxilio accurate restituere; ubi autem fieri potest, magni aestimandum est, quia hac via nobis apparebit, quem textum Hippocratis Galenus legerit[1], velut Fr. Pfaff versione Arabica Galeni in Hippocratis Epidemias commentariorum cum codicibus Graecis Hippocratis comparata demonstravit codices Graecos Hippocratis nobis traditos e recensione operum Hippocraticorum pendere, qua Artemidorus Capito secundo p. Chr. n. saeculo textum ex aetate Alexandrina traditum multis locis mutaverat, quem Galenus multo fidelius nobis servavit[2]. Qua de causa Galenus non modo in commentariis, sed etiam multis aliis locis, quibus verba Hippocratis attulit, gravissimus testis memoriae libri Π. ἀ. ὑ. τ. est. Quae ille aliique auctores ad verbum descripserunt, lectores in ordine testimoniorum invenient, cum quibus – verbo „cf." inductis – locos similes, qui non ad verbum expressi sunt, coniunxi. E quibus tamen eos solos attuli, qui non modo re, sed etiam verbis aliquatenus cum libro Π. ἀ. ὑ. τ. congruunt. Omisi igitur dicta quaedam Aphorismorum Hippocraticorum et libri De humoribus, quorum auctores sententias libri Π. ἀ. ὑ. τ. verbis valde permutatis secuti sunt[3]. Gal.

Quibus omissis antiquissimos locos similes, quibus in verbis libelli nostri constituendis non frustra utaris, in Problematis Aristoteli adscriptis invenias (cf. ad 42,15–44,4. 46,18–22). Testimonia ad verbum descripta primum in Erotiani libro τῶν παρ' Ἱπποκράτει λέξεων συναγωγή leguntur, quem praecipue glossario Bacchei Tanagraei in Hippocratem (circa annum a. Chr. n. ducentesimum elaborato) usum esse verisimile est. Legimus igitur in glossario Erotiani antiquissima testimonia laboris, quem vir doctus quidam aetatis Alexandrinae in libro Π. ἀ. ὑ. τ. ut in opere Hippocratico consumpsit; quorum nonnulla (e. g. 40,23. 58,26) ad textum constituendum multum valent. Sed Erotianus locos non plures quam decem certe e libello affert. Sunt quidam, quos huc referre valde incertum est; velut non credo Erotiani K 22 κατεφρόνεε· κατενόει ad locum quendam revocari posse, qui in

1 Cf. Überl., 43 cum adn. 103.
2 SB Berl. 1931, 21, 560sqq.; Wien. Stud. 50, 1932, 67sqq.
3 Cf. Überl., 139sq.

lacuna magna capitis duodecimi (56,11) legebatur[1], qua non modo textus codicis Vaticani et versionis Latinae Arabicaeque, sed etiam exemplar Galeni iam mutilatum erat, id quod verbis in libro Ὅτι ταῖς τοῦ σώματος κράσεσιν αἱ τῆς ψυχῆς δυνάμεις ἕπονται allatis (Galeni Scr. min., vol. II, ed. I. Müller, 1891, p. 59,2) demonstratur. Quae lacuna – rebus, non verbis – ex Aristotele (HA 606 b 18sqq., GA 746 b 7sqq.) suppleri potest[2]. Concludere igitur possumus Aristotelem librum Π. ἀ. ὑ. τ. hoc loco nondum mutilatum legisse; quae mutilatio quando acciderit, nescimus.

Titulus libri ab Erotiano scribitur π. τόπων καὶ ὡρῶν sive π. ὡρῶν καὶ τόπων, in codice Vaticano et in versione Latina π. ἀέρων ὑδάτων τόπων sive π. ἀέρων τόπων (καὶ) ὑδάτων, a quibus Galeni (Π. τῶν ἰδίων βιβλίων 6 = Scr. min., vol. II, p. 112,25sq.) π. τόπων ἀέρων ὑδάτων non valde differt[3]. Erotiani titulum antiquiorem esse quam inscriptionem in codicibus servatam pro certo affirmari non potest[4]. Itaque non habemus, quod a codicum traditione discedamus.

3. De editionibus impressis

Editionum hoc loco earum tantum mentionem faciam, quae novis testibus ad textum constituendum adhibitis vel in ordine libri reficiendo maximi momenti erant; ceteras lectores in indice praefationi adiuncto invenient. Antiquissima editio Graeca operum Hippocratis, quae vulgo Aldina nominatur (Venetiis 1526), codice Holkhamensi gr. 282 (H) exemplari usa esse videtur[5]. Paulo post Ianus Cornarius in editione libelli Π. ἀ. ὑ. τ. (Basileae 1529) necnon in editione librorum omnium Hippocratis (ibidem 1538) multis et bonis coniecturis ad textum corrigendum prolatis primus ex versione Arabo-Latina, quae in Opusculis medici Abū Bakr ar-Rāzī impressa erat, ordinem libelli nostri turbatum et cum libro Π. τῶν ἐν κεφαλῇ τρωμάτων contaminatum perspexit et totum fere restituit[6]. Posteriorum imprimis mentione digna est editio libelli, quam Adamantius Koraes Parisiis anno 1800 publici iuris fecit. Qui vir doctus novis testimoniis in textu constituendo usus non est; multas autem coniecturas contulit, quae hodie quoque probantur et saepissime novis testibus adhibitis confirmatae sunt. Parisino latino

[1] Cf. quae Überl., 147sq. scripsi contra coniecturas, quas ad hanc rem protulerunt J. Ilberg, Abh. d. sächs. Gesellsch. d. Wiss., phil.-hist. Kl. 1894, 108sqq.; E. Nachmanson, Erotianstudien 1917, 320; Heiberg ad l. (CMG I 1, 1927, p. 68, 9).

[2] Cf. H. Schöne, RhMus. 73, 1918, 145; M. Pohlenz, NGG 1937, 70.

[3] Cf. quae in apparatu critico ad p. 24,1 sq. attuli.

[4] Cf. Überl., 184sq.

[5] Cf. Überl., 11.

[6] Cf. Überl., 15sq. 24sq. et quae supra p. 8 de Cornario auctore ordinis in cod. Barb. I 5 adhibiti dixi.

primus E. Littré (Œuvres complètes d'Hippocrate, vol. II, Paris 1840, p. 12sqq.) usus ordinem libri perfecte restituit (cf. supra p. 9); varias autem lectiones translationis in textu constituendo nondum constanter adhibuit. Quo in opere nisus est codicibus Graecis Paris. 2146 et 2255. Vaticanum gr. 276 Ch. Daremberg, qui Littraeum in Hippocrate edendo adiuvit, vol. X, p. LIXsq. editionis descripsit; neque tamen editor hunc codicem fundamentum libri edendi esse agnovit. Quod primus fecit H. Kühlewein, Hippocratis opera, vol. I, 1894, p. 33sqq. Iohannem Ilberg secutus (cf. supra p. 7). Praeterea Kühlewein in editione Barberinum I 5 et notas Gadaldini margini librorum SQE VIII 14 et SQT VIII 9 adscriptas adhibuit, non autem translationem Latinam antiquam. Qua primus J. L. Heiberg, CMG I 1, 1927, p. 56sqq. usus Paris. lat. 7027 solum adhibuit neque Ambrosiano adiuncto textum versionis quam optime restituere conatus neque versione Arabica nisus. Celari non potest Heibergii editionem libro Π. ἀ. ὑ. τ. non tanto usui fuisse, quantum ex opera viri docti iam antea in eo posita multi speraverant.

4. De dialecto libri

De dialecto librorum Hippocraticorum H. Kühlewein in praefatione editionis, vol. I, p. LXVsqq. plenissime et diligentissime disseruit; addenda sunt, quae E. Schwyzer in editione libri Π. σαρκῶν, ed. K. Deichgräber, Berlin 1935, 62sqq., et A. Rüst in dissertatione „Monographie der Sprache des hippokratischen Traktats Π. ἀ. ὑ. τ." (Freiburg/Schweiz 1952) scripserunt. Equidem in editione huius libri operam dedi, ut dialectum traditionis Graecae (i. e. codicis Vaticani) quam optime servarem. Locorum, quibus id fieri non poterat, conspectus hic sequitur.

a) De rationibus scribendi

Vocalis verbum concludens ante vocalem verbi sequentis in codice Vaticano rarissime eliditur, id quod saepius legimus in praepositionibus ἀπό, ἐπί, ὑπό (tamen formam ὑπ' elisione adhibita ter tantum legimus, septies ὑπὸ hiatu admisso, id quod in textum recepi). Etiam in δὲ (δ') et οὐδὲ (οὐδ') scribendis Vaticanum sibi non constantem secutus sum. Ante vocem ἂν vocales extremae vocis δὲ (42,18. 48,17. 64,15) aliarumque (26,16. 78,23) semper eliduntur; qua de causa 44,20 δὲ ἂν ab usu discrepantia in δ' ἂν correxi. Nunquam autem τε, οὔτε, μήτε vocali extrema carent; itaque verba emendata 74,6 τε ἔωσι scripsi. Cum in contextu ceterorum verborum elisionem non inveniamus, 24,8 Kühleweinium secutus ἐπιχώρια ἐόντα et loco a Zwingero correcto 78,12 ταὐτά ἐστι pro ταῦτ' ἐστι (V) scripsi.

Psilosis iam in editionibus antecedentibus his locis coniectura emendatis constituta est: 26,14 κατότι (Heiberg), 40,4 κατότι (Koraes), 70,22 ἀπ' ὅτων (Heiberg). Quibus exemplis nisus etiam 62,7 ἀπ' ὅτων pro ἀφ' ὅτων (V) scribendum praetulerim[1].

-ν paragogicum in V semper fere scribitur, necnon in fine sententiae[2]; qua de causa illud signum duobus locis, quibus deest (74,7.19), addidi.

Etiam crasin plerisque locis legimus; quam contra Vaticanum scripsi 32,19 τἆλλα[3]. 42,5. 11 τωὐτό. 58,24. 76,17 ωὑτός. 64,22 Zwingeri emendationem secutus ἑωυτοῖσιν pro αὑτοῖσιν, 78,6 cum Littraeo et Kühleweinio ἑωυτῶν pro αὑτῶν scripsi.

b) De nominibus

-η ionicum pro -α Vaticani his locis restitui oportet: 36,27 στυπτηρίη. 42,20 ἀλέην. 54,21 νοτίη. 56,14 δεξιῇ. 56,16 'Ασίης. 68,9 ἀλέη. 74,1 ἀσθενείης. Ad 54,13 κρῆσις pro κρᾶσις scribendum cf. app. criticum. Contra 82,7 τρηχεῖα pro τρηχείη restituendum est (cf. Kühlewein, vol. I, p. LXXXVI).

Genitivi pluralis terminationem ionicam -έων pro -ῶν scripsi: 54,13. 56,14 ἀνατολέων. 62,17 δεσποτέων. Sed post -ι- -ῶν conservari oportet: 26,8. 48,4 κοιλιῶν. 74,22 ἁμαρτιῶν. 74,28 ποδαγριῶν, neque tolerari potest 30,16 ῥινέων. 70,6 χειρέων (cf. Kühlewein, vol. I, p. LXXIX).

Easdem leges secutus dativi pluralis terminationes ionicas restitui, ubi V eas neglexit[4]: a) mascul. neutr. -οισι(ν) pro -οις 32,3.22.23. 44, 15. 46,9. 48,4.19. 50,19.20. 52,4.10. 54,19. 56,12. 58,1.4.7. 60,6. 64,8. 13.17.23. 66,6.11.13.21.22. 68,11.20. 70,8. 72,19. 74,15.16.19.24.25.26. 80,6. 82,5. b) fem. -ησι(ν) pro -αις: 32,22.23. 66,10. 74,29. 76,16. 80,8.

48,20. 50,1 κατάρρους e καταρρόους V traditis correxi, quia litteram -ο- cum diphthongo -ου- contrahi verisimile est, velut κατάρροι 28,19 codice V quoque scriptum est. Non mutavi διπλόον 48,2 et ἁπλᾶ – διπλᾶ – τριπλᾶ 66,7.

Pro -η terminationis neutrius pluralis tradito scripsi -εα 32,14 εὐώδεα. 36,12 μανιώδεα. 48,17 νοσώδεα. 56,21 ὄρεα. 60,14. 76,14 μεγέθεα. 76,8 θάλπεα. 80,10. 82,10 ἤθεα necnon -εο- pro -ου- genitivi singularis 54,21 ψύχεος.

Memoria vix dignum est δυνάμηας 24,9 et πόληας 34,2 in δυνάμιας et πόλιας mutata esse.

1 Cf. A. Rüst, l. l., 27 adn. 1.
2 Cf. quae de hac re E. Schwyzer in Π. σαρκῶν, ed. Deichgräber, 65 scripsit.
3 De accentu cf. E. Schwyzer, Griech. Grammatik, vol. I, 1939, p. 401.
4 Cf. Kühlewein, vol. I, p. LXXIXsqq.; Schwyzer in Π. σαρκῶν, ed. Deichgräber, 73; Rüst, 52sqq.

Adiectivorum in -ύς vel -ής exeuntium accusativos pluralis -έας, non -εῖς scripsi: 56,5 εὐτραφέας. 80,10 αὐθάδεας. 82,9 δασέας, nominativos -έες, non -εῖς: 46,15 εὐρέες. 70,24 ἀσθενέες. Post litteram -ι- syllabam contractam -εῖς intactam reliqui: 72,12 Ἀναριεῖς. 74,2 ὑγιεῖς.

Formas comparativi exeuntes et non contractas (-ονες, -ονας, -ονα: 52,19. 54,10bis. 58,7. 64,6. 76,15) et contractas (-ους, -ω: 30,5. 32,19.20.22. 38,17. 82,12) in codice V legimus: non mutavi.

In pronominibus invenimus persaepe formas generis masculini et neutrius τουτέου (αὐτέου, τοιουτέου), -έων, -έοισ(ι), quas semper in τούτου etc. immutavi. -έων scripsi in genitivis pluralis generis feminini: 24,6 ἑωυτέων ci. Zwinger. 58,7 αὐτέων V. Contracta σφῶν 58,7 et σφᾶς 72,21 (V) non mutavi.

Semper fere initio pronominum et adverbiorum syllabam ὁκ- legimus, at ὁπ- 42,20. 62,14 (ὅπως una cum ὅκως!), ubi ὁκ- restitui.

c) De verbis

In verbis contractis scribendis -εε(ι)- semper in -ει- mutavi, exceptis monosyllabis πνέειν et ῥέειν, quae in codice V semper distrahuntur praeter 34,1, ubi παραρρέει pro παραρρεῖ scripsi.

Verbi κεῖμαι eiusque compositorum formam κέονται V scribit 28,24. 32,7.10. 50,10, κεῖνται 32,25. 34,12. 50,12, quod in κέονται mutavi.

Alia quae in verbis in -έω exeuntibus contra scripturam codicis V mutavi, haec sunt: -ευ- pro -εο- 26,7. 52,11. 56,20. 58,13; -ευ- pro -ου- 26,16. 76,21. 78,2.13. 80,16; -ευ- pro -εου- 28,20. 40,11. 46,5. 64,15.18. 72,8.14. 74,4. 80,5. Viginti tribus locis iam librarius codicis ipse -ευ- scripserat; quod 54,15 scripsit ἐπικρατέον, non mutavi.

Secundum ἠλιωθέωσι Vaticani (28,20) e καυθῶσιν (70,10) καυθέωσιν correxi.

Formas verbi χρῆσθαι his locis correxi: 38,18 χρέεσθαι V: χρῆσθαι (sic recte V 74,6); 50,10. 78,19 χρῶνται V: χρέονται (recte V 24,15. 44,8. 50,12. 56,3. 60,5. 70,16); 60,17 χροώμενοι V. 68,11 χρεόμεναι V: χρεώμενοι.

74,19 Littraeum et Kühleweinium secutus ἀποδιδόασιν scripsi, ubi Heiberg (ut saepius) codice V nisus ἀποδιδοῦσι praetulit.

Vaticanum secutus semper formam coniunctivi singularis ᾖ scripsi; contra Vaticanum pluralem ὦσι 74,6 in ἔωσι, participii formas ab ὀν- incipientes in ἐόν- mutavi 30,23. 48,5. 58,1. 62,9.18. 74,20. 82,13.

d) Varia

ἀεί in Vaticano decies (36,1. 44,12bis. 62,9. 68,2.5.12. 70,24. 72,19. 76,1), αἰεί quater (34,22. 38,19. 42,3. 76,22) scriptum invenimus. ἀεί passim scripsi.

βόρειος in textu vetusto libri quinquies (34,11. 46,23. 48,14. 50,22. 52,2, ad hoc in textu interpolato 52,12), βόρεος bis (38,17. 50,5) legimus. Hic quoque formam saepius confirmatam praetuli.

Multo difficilius diiudicari potest, utrum γίγνομαι an γίνομαι praeferendum sit. Legimus enim sexaginta duas formas verbi (ἐπι-, ἐγ-) γίγνεσθαι, undetriginta verbi (ἐπι-, ἐγ-)γίνεσθαι. Cum tot testimonia utriusque formae inveniamus, neque formam 'atticam' 'ionicae' neque minorem numerum exemplorum maiori praeferre volui. Qua de causa verbum omnibus locis eo modo scripsi, quem in codice Vaticano repperi. Eundem testem secutus 26,16 προγινώσκων, 46,17 autem διαγιγνώσκοι scripsi.

54,5 A. Rüst, 16, e λέξαι (V) δέξαι, non δεῖξαι recte mihi restituisse videtur.

Ante vocalem septies εἰς, sexies ἐς legitur, quod his locis in εἰς mutavi (26,20. 36,10. 42,19. 48,13. 66,14. 78,20). Cum autem ante consonantem vicies quinquies ἐς, semel εἰς inveniamus, pro ista forma ἐς scripsi (40,22).

ἤν in Vaticano vicies bis, nusquam nisi 74,3 ἐάν legimus, quod non cunctatus in ἤν mutavi.

Adiectivum μαλακός et nomina inde derivata sexies μαλα- scripta invenies (24,16. 32,15. 38,22. 70,8.22. 72,6). Itaque unicum μαλθακή 82,1 in μαλακή correxi.

μετόπωρον adiectivumque inde derivatum 34,13. 50,18. 52,21 falso μεθ- scripta sunt. Correxi secundum editores priores.

44,26. 54,10 comparativum μεῖζον, non μέζον scriptum videmus, quam formam non mutavi. Recte Vaticanus scripsit πλέον 78,18, πλεονάκις 74,7, πλείονες sive πλείους 30,5. 52,19. 58,7. 76,15. Scriptura vix recta πλεῖον uno loco 46,15 legitur, quem deleri oportere verisimile est.

Verbum μίγνυμι eiusque composita necnon substantivum μῖξις omnibus locis hoc modo, nusquam μείγνυμι, μεῖξις scribitur. Scriptura Vaticani sine dubio retinenda est.

32,4. 44,26 μικρά sive μικρόν scripta videmus, nusquam autem scriptura in aliis libris Hippocratis usitata σμικρ- legitur (cf. Kühlewein, vol. I, p. CXVII).

74,16 in Vaticano μούνοισι legitur. Pariter μοῦνον 8,13 cum editoribus prioribus et 58,20 scribendum puto, ubi F. Jacoby eam vocem secundum versionem Latinam addidit.

ξυν-, quod in vocibus compositis tantum invenitur, tricies hoc modo, decies συν- scribitur: 26,20. 40,25bis. 44,23bis.25.26. 46,6.10 (ubi συναυαίνει cum ξυνκαίει coniunctum legimus!) 50,7. 64,14. 76,11. 82,12. His quoque locis ξυν- praetuli.

οὐθέν sive μηθέν iam ab editoribus antecedentibus in οὐδέν sive μηδέν mutatum est (24,5. 54,6).

οὕτως quindecies ante vocalem legitur, ubi nihil corrigendum est. Ante consonantem sexies (32,20. 38,5. 42,10. 46,6.22. 58,2) οὕτω, quater in codice Vaticano sive in lectione a Gadaldino emendata οὕτως legimus (24,10. 32,7. 38,24. 58,18), quibus locis οὕτω scripsi.

Quater in codice Vaticano πνεύμων sive περιπνευμονίη scripta invenimus, nusquam πλεύμων sive περιπλευμονίη. Vaticani rationem scribendi non mutavi.

πολύς tredecies in Vaticano legimus, bis (34,10. 68,4) πουλύ, quam lectionem 'hyperionicam' correxi.

τάμνειν sive ἐπιτάμνειν 72,22. 74,3.5 scripta videmus. Quam rationem secutus cum Littraeo et Kühleweinio 52,18 τέμνειν in τάμνειν mutavi.

In libello ad lucem proferendo opera et consilio me adiuverunt J. Kollesch et D. Nickel, quibus maximas gratias ago.

Chilonii

m. Ianuario a. MCMLXX H. Diller

CONSPECTVS EDITIONVM ET TRANSLATIONVM

1. Editiones[1]

Omnia opera Hippocratis. Venetiis in aedibus Aldi et Andreae Asulani 1526 (f. 32^r–35^r. 194^r–196^r).

Hippocratis Coi De aere aquis et locis libellus. Eiusdem de flatibus. Graece et Latine, Iano Cornario interprete cum eiusdem Cornarii annotationibus. Basileae in officina Frobeniana 1529. ^{2}1542.

Hippocratis Coi libri omnes, Froben, Basileae 1538 (ed. Ianus Cornarius) (p. 75–81. 451–456).

Hippocratis viginti duo commentarii Theodori Zwingeri studio et conatu. Basileae 1579 (p. 239–258).

Hippocratis Coi opera quae existunt. Graece et Latine ed. Hieronymus Mercurialis. Venetiis 1588 (vol. I p. 16–36).

Magni Hippocratis opera omnia quae exstant ed. Anutius Foesius. Francofurti 1595 (vol. I p. 280–295).

Magni Hippocratis Coi opera omnia Graece et Latine ed. Ioan. Anton. van der Linden. Lugduni-Batavorum 1665 (vol. I p. 327–362).

Hippocratis Coi et Claudii Galeni opera ed. Renatus Charterius. Parisiis 1679 (vol. VI p. 187–212).

Περὶ ἀέρων ὑδάτων τόπων. Traité d'Hippocrate des Airs, des Eaux et des Lieux, 2 vol., Paris 1800 (edidit, transtulit, commentario enarravit Adamantius Koraes).

Magni Hippocratis opera omnia ed. C. G. Kühn. Lipsiae 1825 (vol. I p. 523–568).

Œuvres d'Hippocrate par E. Littré. Paris 1839–1861 (vol. II, 1840, p. 1–93).

Ἱπποκράτους περὶ ἀέρων ὑδάτων τόπων. Griechisch verbesserte Urschrift. Deutsche Übersetzung. Erklärende kritische Anmerkungen. Vollständiges griechisch-deutsches Wörterbuch. Bearb. von Dr. Joseph Ruder. Sulzbach 1848.

Hippocratis et aliorum medicorum veterum reliquiae ed. F. Z. Ermerins. Traiecti ad Rhenum 1859–64 (vol. I, 1859, p. 239–283).

Hippocrates. Cura Caroli H. Th. Reinhold. Vol. I/II. Athenis 1865/66 (vol. I p. 57–86).

Hippocratis quae feruntur opera omnia ed. H. Kühlewein. Vol. I/II. Lipsiae 1894/95 (vol. I p. 31–71).

U. v. Wilamowitz-Moellendorff, Griechisches Lesebuch 1902. I 2, p. 199–207 (textus selectus), II 2, p. 134–137 (commentarius).

Hippocratis de aere aquis locis. Mit der alten lateinischen Übersetzung hrsg. von G. Gundermann. Bonn 1911.

Hippocratis opera ed. J. L. Heiberg. Corpus Medicorum Graecorum I 1. Lipsiae et Berolini 1927 (p. 56–78).

[1] Mentionem feci earum editionum, quae in libro π. ἀ. ὑ. τ. recensendo mihi usui erant. Editiones libelli ab anno 1529 usque ad annum 1911 in lucem prolatas enumeravit G. Hellmann, Beiträge zur Geschichte der Meteorologie III, Berlin 1922, p. 6–8.

Hippocrates, with an English Translation by W. H. S. Jones (Loeb Classical Library). London-Cambridge/Mass. 1923. [5]1962 (vol. I p. 66–137).
Ἱπποκράτους περὶ ὡρῶν καὶ τόπων ed. K. Mitropoulos. Athenis (sine anno).
Ippocrate, Dell' Arie, Delle Acque, Dei Luoghi. Il Giuramento. La Legge. A cura di Linda Untersteiner Candia. Firenze 1957.

2. Translationes

a) Latinae

Abū Bakr ar-Rāzī, Opera medica. Venetiis 1497. (Ex lingua Araba, f. 154r sqq. liber de aere aqua et regionibus).
Hippocratis Coi octoginta volumina ... per M. Fabium Calvum Latinitate donata. Romae 1525. [2]Basileae 1526.
Hippocratis Coi Opera quae exstant omnia Iano Cornario interprete. Venetiis 1545. Basileae 1546.

b) Germanicae

Hippokrates, Sämmtliche Werke. Übersetzt von R. Fuchs. München 1895, vol. I 376sqq.
Die Werke des Hippokrates. Übersetzt von R. Kapferer. Stuttgart 1933–1940. vol. VI, 5sqq.
Hippokrates, Fünf auserlesene Schriften. Übersetzt von W. Capelle. Zürich 1955, 85sqq., Frankfurt a. M./Hamburg 1959.
Hippokrates, Schriften, Die Anfänge der abendländischen Medizin. Übersetzt von H. Diller, Reinbek 1962, 99sqq. (qua translatione paucis mutatis in hoc quoque libro usus sum.)

c) Translatio Itala

Ippocrate, Opere, a cura di Mario Vegetti. Torino 1965. (Versio Itala adnotationibus explicata; π. ἀ. ὑ. τ. 163sqq.)

DELECTVS LIBRORVM ET COMMENTATIONVM AD Π. A. Y. T. SPECTANTIVM

A. Beccaria, I codici di medicina del periodo presalernitano. Roma 1956.
G. Bergsträßer, Ḥunain ibn Isḥāq, Über die syrischen und arabischen Galen-Übersetzungen. Abh. f. die Kunde des Morgenlandes XVII 2, 1925.
J. Brinckmann, Vetusta Hippocratici libri π. ἀ. ὑ. τ. inscripti versio Latina ad codicum fidem recensita. Diss. Monac. 1922.
L. Castiglioni, rec. Diller, Überl. Athenaeum N. S. 10, 1932, 203–206.
G. C. Cobet, Miscellanea Philologica et Critica. Mnemosyne I 9, 1860, 68–86.
H. Diels, Die Handschriften der antiken Ärzte. I, Berlin 1905.
H. Diller, Die Überlieferung der hippokratischen Schrift π. ἀ. ὑ. τ. Philol. Suppl. 23, 3, Leipzig 1932.
—, Wanderarzt und Aitiologe. Studien zur hippokratischen Schrift π. ἀ. ὑ. τ. Philol. Suppl. 26, 3, Leipzig 1934.
—, Nochmals: Überlieferung und Text der Schrift von der Umwelt. Festschrift E. Kapp, Hamburg 1958, 31–49.
L. Edelstein, Περὶ ἀέρων und die Sammlung der hippokratischen Schriften. Problemata 4, Berlin 1931.

K. Freudenmann, Beiträge zur Überlieferung der hippokratischen Abhandlung π. ἀ. ὑ. τ. Diss. Tübingen 1922.
H. Frisk, Ταλαίπωρον eller ἀταλαίπωρον? Eranos 29, 1931, 90sq.
Th. Gomperz, Die Apologie der Heilkunst. Leipzig 1910.
B. A. van Groningen, Quelques exemples d'adverbes ou de locutions adverbiales employées comme adjectifs. Mnemosyne III 13, 1947, 235.
Ch. H. Haskins, Studies in the History of Medical Science. Cambridge 1924.
J. L. Heiberg, Die handschriftliche Grundlage der Schrift π. ἀ. ὑ. τ. Hermes 39, 1904, 133–145.
H. Heringa, Observationes Criticae. 1749.
J. Ilberg, Zur Überlieferung des hippokratischen Corpus. RhMus. 42, 1887, 436sqq.
—, Zur Überlieferungsgeschichte des Hippokrates. Philologus 52, 1894, 422sqq.
F. Jacoby, Zu Hippokrates' π. ἀ. ὑ. τ. Hermes 46, 1911, 518–567.
H. Kühlewein, Zu dem Texte und den Handschriften der hippokratischen Abhandlung über Wasser, Luft und Orte. Hermes 18, 1883, 17–27.
—, Die Schrift π. ἀ. ὑ. τ. in der Übersetzung des cod. Paris. 7027. Hermes 40, 1905, 248–274.
L. Leclerc, Histoire de la médecine arabe vol. I/II. Paris 1876 (cf. imprimis vol. I 139sqq. de Ḥunain ibn Isḥāq, vol. II 389sqq. de Gerardo Cremonensi).
E. Lesky, Zur Lithiasis-Beschreibung in π. ἀ. ὑ. τ. Wien. Stud. 63, 1948, 69sqq.
K. Merz, Forschungen über die Anfänge der Ethnographie bei den Griechen. Diss. Zürich 1923.
J. S. Morrison, Airs, Waters, Places 16. Class. Rev. 70 (N. S. 6), 1956, 102sqq.
E. Nachmanson, Erotianstudien. Upsala-Leipzig 1917, 318sqq.
M. Niedermann, Notes critiques sur la version latine du π. ἀ. ὑ. τ. Revue de Philologie 31, 1907, 221sqq.
M. Pohlenz, Hippokratesstudien. NGG 1937, 67–101.
O. Regenbogen, Symbola Hippocratea. Diss. Berol. 1914.
A. Rüst, Monographie der Sprache des hippokratischen Traktats π. ἀ. ὑ. τ. Diss. Freiburg/Schweiz 1952.
E. Schneider, Quaestionum Hippocratearum specimen. Diss. Bonn 1885.
H. Schöne, Bruchstücke einer neuen Hippokrates-Vita. RhMus. 58, 1903, 56sqq.
—, Verschiedenes. RhMus. 73, 1920–1924, 144sq.
L. Thorndike, Relations between Byzantine and Western Science and Pseudoscience. Janus 50, 1964, 1sqq. (cf. imprimis 42).
W. J. Verdenius, Notes on Hippocrates Airs Waters Places. Mnemos. IV 8, 1955, 14sqq.
E. Wenkebach, Die handschriftliche Überlieferung und die erste Druckausgabe der Kommentare Galens zu den Epidemien des Hippokrates. Abh. Berl. Akad., philos.-hist. Kl. 1928, 9.
J. Wenz, Quaestiones grammaticae ad vetustam translationem libri Hippocratis, qui inscribitur π. ἀ. ὑ. τ., pertinentes. Diss. Marp. Chattorum 1935.
U. v. Wilamowitz-Moellendorff, Die hippokratische Schrift π. ἀ. ὑ. τ. SB Berl. Akad. 1901, 1.
F. Wüstenfeld, Die Übersetzungen arabischer Werke in das Lateinische. Abh. Gött. Ges. d. Wiss. 1877, 56sqq.

ΙΠΠΟΚΡΑΤΟΥΣ
ΠΕΡΙ ΑΕΡΩΝ ΥΔΑΤΩΝ ΤΟΠΩΝ

HIPPOKRATES
ÜBER DIE UMWELT

CONSPECTVS SIGLORVM

V	Vaticanus Graecus 276 s. XII.
Barb.	Vaticanus Barberinus I 5 s. XVI.
Gad.	adnotationes Gadaldini in editionibus Hippocratis Aldina Ambros. SQE VIII 14 (Gad.$^{Ald.}$) et Basileensi Ambros. SQT VIII 9 (Gad.$^{Bas.}$).
Lat.	translatio vetusta Latina in codd. Paris. Lat. 7027 s. X (Lat.^{p}) et Ambros. Lat. G 108 Inf. s. X (Lat.^{a}).
Ḥun.	translatio Arabica in codd. Aya Sofya 4838 (Ḥun.^{x}), Aya Sofya 3572 (Ḥun.^{y}), Aya Sofya 3632 (Ḥun.^{z}), collata cum translatione Latina recentiore s. XII (Ḥun.$^{Lat.}$).
Gal.	commentarius Galeni restitutus ex cod. Bodl. Oppenh. Add. Fol. 18 s. XV.
Gal. Scr. min.	Galeni Scripta minora, vol. I–III, edd. J. Marquardt-I. Müller-G. Helmreich. Lipsiae 1884–1893.
Gal. CMG	Galeni Commentaria In Hippocratis Epidemias, edd. E. Wenkebach-Fr. Pfaff, CMG V 10, 1; 2, 1; 2, 2. Lipsiae et Berolini 1934–1940.
Gal. ... K.	Galeni Opera omnia, ed. C. G. Kühn. Lipsiae 1821–1833.
Ald.	editio Aldina 1526.
Corn.^{1}	editio Cornarii 1529.
Corn.^{2}	editio Cornarii 1538.
L.	editio Littraei 1840.
Aët.	Aëtii Amideni Libri medicinales I–IV. V–VIII, ed. A. Olivieri CMG VIII 1. 2. Lipsiae et Berolini 1935. Berolini 1950.
Aristot.	Aristotelis Problemata physica, edd. Ruelle–Knoellinger-Klek. Lipsiae 1922.
Athen.	Athenaei Dipnosophistae, ed. G. Kaibel. Berolini 1887/1890.
Erotian.	Erotiani Vocum Hippocraticarum collectio, ed. E. Nachmanson. Upsaliae 1918.
Gell.	A. Gellii Noctes Atticae, ed. C. Hosius. Lipsiae 1903.
Macrob.	Macrobii Saturnalia, ed. J. Willis. Lipsiae 1963.

Oribas.	Oribasii Coll. med. rel., ed. J. Raeder CMG VI 1, 1.2; 2, 1. 2. Lipsiae et Berolini 1928–1933. Synopsis ad Eustathium. Libri ad Eunapium, ed. J. Raeder CMG VI 3. Lipsiae et Berolini 1926.
Porph.	Porphyrii Quaestiones Homericae ad Iliadem pertinentes, ed. H. Schrader. Lipsiae 1880.
Ruf.	Rufi Ephesii Quaestiones medicinales, ed., in linguam Germanicam vertit, commentatus est H. Gärtner CMG Suppl. IV. Berolini 1962.

ΙΠΠΟΚΡΑΤΟΥΣ
ΠΕΡΙ ΑΕΡΩΝ ΥΔΑΤΩΝ ΤΟΠΩΝ

II 12 L. 2 1. Ἰητρικὴν ὅστις βούλεται ὀρθῶς ζητεῖν, τάδε χρὴ ποιεῖν· πρῶτον
μὲν ἐνθυμεῖσθαι τὰς ὥρας τοῦ ἔτεος, ὅτι δύναται ἀπεργάζεσθαι ἑκάστη·
οὐ γὰρ ἐοίκασιν ἀλλήλῃσιν οὐδέν, ἀλλὰ πολὺ διαφέρουσιν αὐταί τε
3 ἑωυτέων καὶ ἐν τῇσι μεταβολῇσιν· ἔπειτα δὲ τὰ πνεύματα τὰ θερμά τε
καὶ τὰ ψυχρά, μάλιστα μὲν τὰ κοινὰ πᾶσιν ἀνθρώποισιν, ἔπειτα δὲ καὶ
4 τὰ ἐν ἑκάστῃ χώρῃ ἐπιχώρια ἐόντα. δεῖ δὲ καὶ τῶν ὑδάτων ἐνθυμεῖσθαι
τὰς δυνάμιας· ὥσπερ γὰρ ἐν τῷ στόματι διαφέρουσι καὶ ἐν τῷ σταθμῷ,
5 οὕτω καὶ ἡ δύναμις διαφέρει πολὺ ἑκάστου. ὥστε ἐς πόλιν ἐπειδὰν ἀφίκη-
ταί τις, ἧς ἄπειρός ἐστι, διαφροντίσαι χρὴ τὴν θέσιν αὐτῆς, ὅκως κεῖται
καὶ πρὸς τὰ πνεύματα καὶ πρὸς τὰς ἀνατολὰς τοῦ ἡλίου· οὐ γὰρ τωὐτὸ
δύναται, ἥτις πρὸς βορέην κεῖται καὶ ἥτις πρὸς νότον οὐδ' ἥτις πρὸς
6 ἥλιον ἀνίσχοντα οὐδ' ἥτις πρὸς δύνοντα. ταῦτα δὲ χρὴ ἐνθυμεῖσθαι ὡς
κάλλιστα, καὶ τῶν ὑδάτων πέρι ὡς ἔχουσι, [καὶ] πότερον ἑλώδεσι χρέ-
ονται καὶ μαλακοῖσιν ἢ σκληροῖσί τε καὶ ἐκ μετεώρων καὶ πετρωδέων εἴτε
7 ἁλυκοῖσί τε καὶ ἀτεράμνοισι. καὶ τὴν γῆν, πότερον ψιλή τε καὶ ἄνυδρος

10–26,4] *cf.* Ruf. Quaest. med. 72 Gal. Scr. min. II 5,15–6,1 17 ἀτεράμνοισι] Erotian. 16,13

1sq. *De inscriptionibus libelli ab auctoribus antiquis adhibitis cf. Koraes I § 123/5. Ermerins I 242 adn. Müller, Gal. Scr. min. II, XLVI sq. Diller, Überl. 176 sqq.* περὶ ἀέρων ὑδάτων τόπων (περὶ ἀέρων τόπων ὑδάτων *Ind.*) V: περὶ ἀέρων τόπων ὑδάτων καιρῶν ἀνέμων ἀστέρων *Gad.*: incipit liber ypocratis de aeribus locis et de aquis *Lat.*: Das Buch der Lüfte und der Länder von dem weisen Hippokrates *Ḥun.*[xy]: Über die Lüfte, Zeiten, Wässer und Länder *Ḥun.*[z]: Incipit liber Ypocratis de aere et aqua et regionibus *Ḥun.*[Lat.]: Das Buch der Wasser und der Lüfte von dem hochgeschätzten Hippokrates *Gal.*: περὶ τόπων καὶ ὡρῶν (*sive* περὶ ὡρῶν καὶ τόπων) *Erotian. 9,11. 65,12* 3 ζητεῖν ὀρθῶς *Gad.* 4 ἀπεργάζειν *Gad.* ἑκάστη *om. Lat. Ḥun. Gal.* 5 ἀλλήλῃσιν *om.* V: ἀλλήλοισιν *Gad.*: *corr. Nickel*: sibi *Lat.*: einander *Ḥun.* οὐθὲν V αὗται V: *corr. van der Linden* 6 ἑωυτέων *Zwinger*: ἑωυτῶν V: ἐφ' ἑωυτέων *Gad.* τὰ[II] *om. Gad.* 7 ἀνθρώποισιν *om. Lat. Ḥun. Gal.* 8 τὰ *om.* V 9 ὥσπερ] πῶς *Gad.* 10 ἑκάστου] a se *Lat.*[a]: *om. Lat.*[p] *Ḥun. Gal.* 14 χρὴ *Gad.*, oportet *Lat.*, es ist nötig *Ḥun. Gal.*: *om.* V 14sq. ὡς κάλλιστα] ὡς μάλιστα *Gad.*: plenissime *Lat.*: *om. Ḥun.* 15 καὶ *om. Lat. Ḥun. Gal.*: *def. Verdenius, 14*: *del. Kühlewein* πρότερον V 16 μαλθακοῖσιν *Gad.* ante πετρωδέων *add.* ἐκ V 17 τε[I] *om.* V

HIPPOKRATES
ÜBER DIE UMWELT

1. Wer der ärztlichen Kunst in der richtigen Weise nachgehen will,
der muß folgendes tun. Erstens muß er über die Jahreszeiten und über 2
die Wirkungen nachdenken, die von jeder einzelnen ausgehen können.
Denn sie gleichen einander in keiner Weise, sondern unterscheiden sich
sehr, sowohl untereinander wie in der Art ihres Übergangs. Ferner 3
muß er sich über die Winde Gedanken machen, über die warmen und
die kalten, und zwar vor allem über die allen Menschen gemeinsamen,
aber auch über die jedem Lande eigentümlichen. Er muß auch über 4
die Wirkungen der Gewässer nachdenken; denn wie sie sich im Ge-
schmack und Gewicht unterscheiden, so ist auch die Wirkung eines
jeden sehr verschieden. Wenn also jemand in eine Stadt kommt, die 5
er nicht kennt, so muß er sich genau überlegen, wie ihre Lage zu den
Winden und zum Aufgang der Sonne ist. Denn es bedeutet nicht das-
selbe, ob eine Stadt nach dem Nordwind oder ob sie nach dem Süd-
wind zu liegt, und auch nicht, ob sie nach Sonnenaufgang oder nach
Sonnenuntergang gelegen ist. Das muß man sich so gut wie möglich 6
überlegen; ferner wie es mit den Gewässern steht, ob die Menschen
sumpfiges oder weiches Wasser trinken oder hartes, das von felsigen
Höhen fließt, oder salziges und schwerverdauliches. Weiter die Be- 7
schaffenheit des Bodens, ob er kahl und wasserarm ist oder dicht-

ἢ δασεῖα καὶ ἔφυδρος καὶ εἴτε ἐν κοίλῳ ἐστὶ καὶ πνιγηρὴ εἴτε μετέω-
8 ρος καὶ ψυχρή. καὶ τὴν δίαιταν τῶν ἀνθρώπων ὁκοίῃ ἥδονται, πότερον
φιλοπόται καὶ ἀριστηταὶ καὶ ἀταλαίπωροι ἢ φιλογυμνασταί τε καὶ φι-
λόπονοι καὶ ἐδωδοὶ καὶ ἄποτοι.|
14 2. Καὶ ἀπὸ τούτων χρὴ ἐνθυμεῖσθαι ἕκαστα. εἰ γὰρ ταῦτα εἰδείη τις
καλῶς, μάλιστα μὲν πάντα, εἰ δὲ μή, τά γε πλεῖστα, οὐκ ἂν αὐτὸν
λανθάνοι ἐς πόλιν ἀφικνεύμενον ἧς ἂν ἄπειρος ᾖ οὔτε νοσήματα ἐπιχώρια
2 οὔτε τῶν κοιλιῶν ἡ φύσις ὁκοίη τίς ἐστιν· ὥστε μὴ ἀπορεῖσθαι ἐν τῇ
θεραπείῃ τῶν νούσων μηδὲ διαμαρτάνειν· ἃ εἰκός ἐστι γίγνεσθαι, ἢν
3 μή τις ταῦτα πρότερον εἰδὼς προφροντίσῃ περὶ ἑκάστου. τοῦ δὲ χρόνου
προιόντος καὶ τοῦ ἐνιαυτοῦ ⟨ἐνισταμένου⟩ λέγοι ἂν ὁκόσα τε νοσήματα
μέλλει πάγκοινα τὴν πόλιν κατασχήσειν ἢ θέρεος ἢ χειμῶνος ὅσα τε
4 ἴδια ἑκάστῳ κίνδυνος γίγνεσθαι ἐκ μεταβολῆς τῆς διαίτης. εἰδὼς γὰρ
τῶν ὡρέων τὰς μεταβολὰς καὶ τῶν ἄστρων ἐπιτολάς τε καὶ δύσιας κατότι
ἕκαστον τούτων γίγνεται προειδείη ἂν τὸ ἔτος ὁκοῖόν τι μέλλει γίγνεσθαι.
5 οὕτως ἄν τις ἐννοεύμενος καὶ προγινώσκων τοὺς καιροὺς μάλιστ᾽ ἂν
εἰδείη περὶ ἑκάστου καὶ τὰ πλεῖστα τυγχάνοι τῆς ὑγιείης καὶ κατ᾽ ὀρθὸν
6 φέροιτο οὐκ ἐλάχιστα ἐν τῇ τέχνῃ. εἰ δὲ δοκέοι τις ταῦτα μετεωρολόγα
εἶναι, εἰ ⟨μὴ⟩ μετασταίη τῆς γνώμης, μάθοι ἄν, ὅτι οὐκ ἐλάχιστον μέρος
ξυμβάλλεται ἀστρονομίη εἰς ἰητρικήν, ἀλλὰ πάνυ πλεῖστον· ἅμα γὰρ
τῇσιν ὥρῃσι καὶ αἱ κοιλίαι μεταβάλλουσι τοῖσιν ἀνθρώποισιν.
3. Ὅκως δὲ χρὴ ἕκαστα τῶν προειρημένων σκοπεῖν καὶ βασανίζειν,
2 ἐγὼ φράσω σαφέως. ἥτις μὲν πόλις πρὸς τὰ πνεύματα κεῖται τὰ θερμά
16 – ταῦτα δ᾽ ἐστὶ μεταξὺ τῆς τε χειμερινῆς ἀνα|τολῆς τοῦ ἡλίου καὶ τῶν
δυσμέων τῶν χειμερινῶν – καὶ αὐτῇ ταῦτα τὰ πνεύματά ἐστι ξύννομα,

7 ἐπιχώρια] *cf.* Gal. CMG V 10,1, *p.* 3,21 „die örtlichen" 13 ἴδια] *cf.* Gal. l.l. *p.* 4,7 „die verschiedenartigen" 19sq.] *cf.* Gal. Scr. min. II 1,7sq.

1 ἐν κοίλῳ] hohl *Ḥun.*: tief *Gal.*: ἐγκοίλια *Gad.*: ἔγκοιλος *Kühlewein*: in concavo constituta *Lat.*: ἐν κοίλῳ κειμένη(ν) *Gal. Scr. min. II 5,19sq., fort. recte* 4 καὶ ἄποτοι *om. Lat. Ḥun.* καὶ–11 ἂν *om. Gal.* 6 καλῶς] singula *Lat.* γε] τε V: *corr. Corn.*[1] 8 κοιλιῶν *Gad. Ruf.*: Körper *Ḥun.*: κοινῶν V *Lat.* τίς] und *Ḥun.* μὴ *om. Gad.* 10 πρόφροντις ἢ V: (προ)φροντησῃ *Gad.*: *corr. Heringa* τοῦ *Gad. Ḥun.*: *om.* V *Lat.* 11 περιόντος .:. προιόντος *Gad.*: vergangen *Ḥun.*: προσιόντος V: adveniens *Lat.* καὶ *om. Ḥun.* *ante* τοῦ *add.* περὶ *Jacoby, 554* τοῦ ἐνιαυτοῦ ἐνισταμένου *scripsi*: ut de inminenti anno *Lat.*[p]: inminentia *Lat.*[a] 12 ὁκόσα *Corn.*[1] 13 εἰδὼς – 18 τέχνῃ *om. Gal.* 14 *ante* ἐπιτολάς *add.* τὰς *Wilamowitz*; *at cf. Verdenius, 15* κατότι *Heiberg ex* et que *Lat.*: καθότι V 16 ἄν τις ἐρευνώμενος V: αὐτῆς ἐννοούμενος *Gad.*: quis intellegens *Lat.*: Kenntnis (gewonnen) *Ḥun.*; *cf. infra p. 52,15* 17 τυγχάνει V: *corr.* Barb.: obtinebit *Lat.* 17sq. κατ᾽ ὀρθὸν φέροιτο] κατορθοίη *Gad.*: corriget *Lat.*: (daß sein Handeln) richtig ist *Ḥun.* 19 μὴ *add. Jacoby, 542*: si non *Lat.*: und das anerkennt und es für Wahrheit hält *Ḥun., sim. Gal.* 20 ἀλλὰ πάνυ πλεῖστον *om. Ḥun. Gal.* 20sq. ἀλλὰ – ἀνθρώποισιν *om. Lat.* 21 *ante* κοιλίαι *add.* νοῦσοι καὶ *Gad.* 22sq. ὅκως – σαφέως *om. Ḥun. Gal.* 23 εἴ τις *Gad.* 24 ἔστι *Gad.*: ἔσται V 24sq. ἰσημερινῆς ... ἰσημερινῶν *Ḥun. Gal.* 25 ξύννομα] ständig *Ḥun.*: dauernd *Gal.* (συνεχέα ?)

bewachsen und bewässert und ob das Gelände in einer Mulde liegt
und stickig ist oder hochgelegen und kalt. Und schließlich, wie die 8
Bewohner leben, ob sie gern trinken und frühstücken und sich nichts
zumuten oder ob sie Sport und körperliche Anstrengungen lieben,
kräftig essen und wenig trinken.

2. Hiervon ausgehend, muß man sich jede Einzelheit überlegen.
Wenn nämlich jemand das richtig erkannt hat, möglichst alles oder
doch das meiste, so werden ihm, wenn er in eine ihm unbekannte
Stadt kommt, weder die einheimischen Krankheiten verborgen bleiben,
noch wie das Leibesinnere der Bewohner beschaffen ist. Dann wird er 2
bei der Behandlung der Krankheiten nicht ratlos sein und keine Fehler
machen, was wahrscheinlich geschehen wird, wenn man dies nicht vorher weiß und nicht jedes einzelne vorher durchdacht hat. Nach einiger 3
Zeit aber wird er auch sagen können, was für allgemeine Krankheiten
während des Jahres in der Stadt sommers oder winters herrschen
werden und welche Krankheiten für jeden einzelnen infolge eines
Wechsels seiner Lebensweise zu befürchten sind. Denn wenn er den 4
Wechsel der Jahreszeiten und den Auf- und Untergang der Gestirne
kennt und weiß, wie jedes einzelne hiervon vor sich geht, wird er vorher wissen, welcher Art das Jahr sein wird. Wenn jemand so forscht 5
und sich um Vorherwissen bemüht, dann wird er den richtigen Moment
des Eingreifens in jedem einzelnen Fall am besten erkennen und das
meiste beim Heilen richtig treffen und nicht wenig Erfolg in seiner
Kunst haben. Wenn aber einer meint, dies sei Sternguckerei, und diese 6
Meinung nicht aufgeben will, so wird er (eines Tages) doch einsehen
müssen, daß die Astronomie nicht wenig zur ärztlichen Kunst beiträgt,
sondern sogar recht viel. Denn zugleich mit den Jahreszeiten ändert
sich auch die Beschaffenheit des Leibesinneren bei den Menschen.

3. Wie man jedes einzelne des oben Gesagten untersuchen und
prüfen muß, das will ich deutlich zeigen. Wenn eine Stadt in der Richtung auf die warmen Winde zu liegt – d. h. zwischen dem winterlichen 2
Sonnenauf- und -untergang – und in ihr diese Winde alltäglich sind,

3 τῶν δὲ ἀπὸ τῶν ἄρκτων πνευμάτων σκέπη, ἐν ταύτῃ τῇ πόλει [ἐστὶ]
τά τε ὕδατα πολλὰ καὶ ὑφαλυκὰ ἀνάγκη εἶναι καὶ μετέωρα, τοῦ μὲν
4 θέρεος θερμά, τοῦ δὲ χειμῶνος ψυχρά· τούς τε ἀνθρώπους τὰς κεφαλὰς
ὑγρὰς ἔχειν καὶ φλεγματώδεας τάς τε κοιλίας αὐτῶν πυκνὰ ἐκταράσσεσθαι
ἀπὸ τῆς κεφαλῆς τοῦ φλέγματος ἐπικαταρρέοντος τά τε εἴδεα ἐπὶ τὸ
πλῆθος αὐτῶν ἀτονώτερα εἶναι, ἐσθίειν δ' οὐκ ἀγαθοὺς εἶναι οὐδὲ πίνειν·
18 ὁκόσοι μὲν γὰρ κεφαλὰς ἀσθενέας ἔχουσιν, οὐκ ἂν εἴησαν ἀγαθοὶ | πίνειν·
5 ἡ γὰρ κραιπάλη μᾶλλον πιέζει. νοσήματά τε τάδε ἐπιχώρια εἶναι· πρῶ-
τον μὲν τὰς γυναῖκας νοσερὰς καὶ ῥοώδεας εἶναι· ἔπειτα πολλὰς ἀτόκους
6 ὑπὸ νούσου καὶ οὐ φύσει τιτρώσκεσθαί τε πυκνά· τοῖσί τε παιδίοισιν
ἐπιπίπτειν σπασμούς ⟨τε⟩ καὶ ἄσθματα ⟨καὶ⟩ ἃ νομίζουσι τό τε θεῖον
7 ποιεῖν καὶ ἱερὴν νοῦσον εἶναι, τοῖσι δὲ ἀνδράσι δυσεντερίας καὶ διαρροίας
καὶ ἠπιάλους καὶ πυρετοὺς πολυχρονίους χειμερινοὺς καὶ ἐπινυκτίδας
πολλὰς καὶ αἱμορροΐδας ἐν τῇ ἕδρῃ· πλευρίτιδες δὲ καὶ περιπνευμονίαι
καὶ καῦσοι καὶ ὁκόσα ὀξέα νοσήματα νομίζονται οὐκ ἐγγίγνονται τὰ
πολλά· οὐ γὰρ οἷόν τε, ὅκου ἂν κοιλίαι ὑγραὶ ἔωσι, τὰς νούσους ταύτας
ἰσχύειν· ὀφθαλμίαι τε ἐγγίνονται ὑγραὶ καὶ οὐ χαλεπαί, ὀλιγοχρόνιοι,
8 ἢν μή τι κατάσχῃ νόσημα ἐκ μεταβολῆς μεγάλης. καὶ ὁκόταν τὰ πεντή-
κοντα ἔτεα ὑπερβάλωσι, κατάρροι ἐπιγενόμενοι ἐκ τοῦ ἐγκεφάλου παρα-
πληκτικοὺς ποιεῦσι τοὺς ἀνθρώπους, ὁκόταν ἐξαίφνης ἡλιωθέωσι τὴν
9 κεφαλὴν ἢ ῥιγώσωσι· ταῦτα μὲν τὰ νοσήματα αὐτοῖσιν ἐπιχώριά ἐστι·
χωρὶς δέ, ἤν τι πάγκοινον κατάσχῃ νόσημα ἐκ μεταβολῆς τῶν ὡρέων,
καὶ τούτου μετέχουσιν.

4. Ὁκόσαι δ' ἀντικέονται τούτων πρὸς τὰ πνεύματα τὰ ψυχρὰ τὰ μεταξὺ τῶν δυσμέων τῶν θερινῶν τοῦ ἡλίου καὶ τῆς ἀνατολῆς τῆς θε-

1–5] *cf.* Ruf. *ap.* Oribas. Coll. med. V 3,15   10–12] Gal. CMG V 10,2,2, *p.* 21, 14–16   11 τό τε θεῖον] Erotian. 71,11 ⟨παιδίον·⟩ παιδικὸν πάθος *post* Foesium *huc rettulit* H. Grensemann, Hermes 96, 1968, 183   12sq.] *cf.* Gal. XVIII A 11 K. 14–16 *cf.* Gal. XVIII A 54sq. K.

1 ἄρκτων] ἀρίστων *Gad.*   ἐστὶ *del. Wilamowitz*   2 ὕφαλοι καὶ V   2sq. *de ordine textus in* V *confuso et de verbis* τοῦ δὲ χειμῶνος ψυχροῦ *repetitis cf. praef. p.* 7   4 τάς – 42,11 τωὐτὸ *om. Lat.*[a]   πυκνὰ – 6 αὐτῶν *om. Lat.*[p]   5 ἀπὸ – ἐπικαταρρέοντος *om. Ḥun.*   8 νοσήματα – εἶναι *om. Ḥun. Gal.*, *eodem loco* das Leben der Männer dieser Stadt kann nicht lang sein *add. Gal.* (*cf. infra p. 30,18 sq.*)   *post* ἐπιχώρια *add.* αὐτοῖσιν (eis) *Lat.*[p] (*cf. infra l. 21*)   10 ὑπὸ – καὶ *om. Lat.*[p]   τιτρώσκεσθαί] abortire *Lat.*[p]: ἐκτιτρώσκεσθαι *Corn.*[2]; *at cf. Morb. I 5 = VI 146,21 L.* πυκνά· τοῖσί τε] πυκνά τισιν καὶ *Gad.*   11 ὑποπίπτειν *Gad.*: συμπίπτειν *Gal. test.* τε *add. Gad. Gal. test.*   καὶ[II] *add. Gad. Ḥun. Gal.*   τό τε θεῖον *Mercurialis, Diels ap. Regenbogen, 14sq.* (τὸ θεῖον *iam Zwinger*): παιδίον V *Erotian. Gal. test.*: pueris inruisse morbum *Lat.*[p]: kindlich *Gal.*: παίδειον *tempt. Wenkebach, 15 adn. 4*   14 πολλὰς *om. Ḥun. Gal.*   15 νομίζονται] sunt *Lat.*[p]   *post* νομίζονται *add.* εἶναι *Gad.*   15sq. τὰ πολλά] plerumque *Lat.*[p]: πολλὰ V: *om. Ḥun. Gal.*   18 μεγάλης *om.* V   *post* μεγάλης *add.* ἐν τῷ ἐγκεφάλῳ *Gad.*   18sq. καὶ – ὑπερβάλωσι *om. Gal.* 19 ὑπερβάλωσι *Koraes Lat.*[p] *Ḥun.*: ὑπερβάλλωσι V   21 ταῦτα – 23 μετέχουσιν *om. Ḥun. Gal.*   24 τὰ[III]] que sunt *Lat.*[p]: *om.* V

sie aber vor den Winden von Norden geschützt ist, so sind in dieser 3
Stadt die Gewässer notwendig zahlreich und etwas salzig, sie liegen
an der Oberfläche und sind im Sommer warm, im Winter kalt. Die 4
Köpfe der Bewohner sind feucht und voller Schleim, ihr Leibesinnere
ist häufigen Störungen unterworfen, wenn der Schleim vom Kopf herab-
fließt, ihre Gestalten sind meistens ziemlich schlaff, und sie sind keine
starken Esser und Trinker. Denn alle, die schwache Köpfe haben, sind
keine starken Trinker, weil sie stärker unter den Folgen des Rausches
leiden. Folgende Krankheiten kommen im Lande vor: Die Frauen 5
werden erstens leicht krank und leiden an Flüssen, ferner werden viele
unfruchtbar infolge von Krankheiten, aber nicht von Natur, und sie
haben häufig Fehlgeburten. Die Kinder werden von Krämpfen und 6
Atemnot und all den Erscheinungen befallen, die man auf göttliche
Einwirkung zurückzuführen und als heilige Krankheit zu bezeichnen
pflegt, die Männer aber von Ruhr, Durchfall, Schüttelfrost, lang- 7
wierigen Fiebern während des Winters, reichlichen Nachtblattern und
Hämorrhoiden im Gesäß. Rippenfell- und Lungenentzündung, hitzige
Fieber und alle Arten der sogenannten akuten Krankheiten treten
nicht häufig auf; denn diese Krankheiten können nicht stark sein, wo
das Leibesinnere feucht ist. Ferner kommen wäßrige Augenkrankheiten
vor, die kurzfristig und nicht schwer sind, wenn nicht infolge eines
großen Umschwungs eine Krankheit herrscht. Wenn sie das Alter von 8
fünfzig Jahren überschritten haben, so machen Flüsse, die aus dem
Gehirn kommen, die Menschen schlagflüssig, wenn ihr Kopf plötzlich
der Sonne ausgesetzt oder kalt wird. Diese Krankheiten kommen bei 9
ihnen im Lande vor, und wenn außerdem eine allgemeine Krankheit
infolge von Witterungsumschlag herrscht, so haben sie auch daran
teil.

4. Mit allen Städten, die diesen entgegengesetzt in Richtung auf die kalten Winde zwischen Sommeruntergang und -aufgang der Sonne

ρινῆς καὶ αὐτῇσι ταῦτα τὰ πνεύματα ἐπιχώριά ἐστι, τοῦ δὲ νότου καὶ
2 τῶν θερμῶν πνευμάτων σκέπη, ὧδε ἔχει περὶ τῶν πόλεων τούτων· πρῶτον μὲν τὰ ὕδατα [τὰ] σκληρά τε καὶ ψυχρὰ ὡς ἐπὶ τὸ πλῆθος γλυκέα
20 τε, τοὺς δὲ ἀνθρώπους ἐντόνους τε καὶ σκελιφροὺς ἀνάγκη | εἶναι τούς τε πλείους τὰς κοιλίας ἀτεράμνους ἔχειν καὶ σκληρὰς τὰς κάτω, τὰς δὲ ἄνω εὐροωτέρας· χολώδεάς τε μᾶλλον ἢ φλεγματίας εἶναι. τὰς δὲ κεφαλὰς
3 ὑγιηρὰς ἔχουσι καὶ σκληρὰς ῥηγματίαι τέ εἰσιν ἐπὶ τὸ πλῆθος. νοσεύματα δὲ αὐτοῖσιν ἐπιδημεῖ τάδε· πλευρίτιδές τε πολλαὶ αἵ τε ὀξεῖαι νομιζόμεναι νοῦσοι· ἀνάγκη δὲ ὧδε ἔχειν, ὁκόταν αἱ κοιλίαι σκληραὶ ἔωσιν· ἔμπυοί τε πολλοὶ γίνονται ἀπὸ πάσης προφάσιος· τούτου δὲ αἴτιόν ἐστι τοῦ σώματος ἡ ἔντασις καὶ ἡ σκληρότης τῆς κοιλίης· ἡ γὰρ ξηρότης ῥηγμα-
4 τίας ποιεῖ εἶναι καὶ τοῦ ὕδατος ἡ ψυχρότης. ἐδωδοὺς δὲ ἀνάγκη τὰς τοιαύτας φύσιας εἶναι καὶ οὐ πολυπότας· οὐ γὰρ οἷόν τε ἅμα πολυβόρους
5 τε εἶναι καὶ πολυπότας. ὀφθαλμίας τε γίγνεσθαι μὲν διὰ χρόνου, γίγνεσθαι δὲ σκληρὰς καὶ ἰσχυράς, καὶ εὐθέως ῥήγνυσθαι τὰ ὄμματα· αἱμορροίας δὲ ἐκ τῶν ῥινῶν τοῖσι νεωτέροισι τριήκοντα ἐτέων γίγνεσθαι ἰσχυρὰς τοῦ θέρεος τά τε ἱερὰ νοσεύματα καλεύμενα, ὀλίγα μὲν ταῦτα, ἰσχυρὰ
6 δέ. μακροβίους δὲ τοὺς ἀνθρώπους τούτους μᾶλλον εἰκὸς εἶναι ⟨τῶν⟩ ἑτέρων τά τε ἕλκεα οὐ φλεγματώδεα ἐγγίγνεσθαι οὐδὲ ἀγριοῦσθαι τά τε
22 7 ἤθεα ἀγριώτερα ἢ ἡμε|ρώτερα. τοῖσι μὲν ἀνδράσι ταῦτα τὰ νοσήματα ἐπιχώριά ἐστι, καὶ χωρὶς ἤν τι πάγκοινον κατάσχῃ ἐκ μεταβολῆς τῶν
8 ὡρέων· τῇσι δὲ γυναιξί· πρῶτον μὲν στέριφαι πολλαὶ γίγνονται διὰ τὰ ὕδατα ἐόντα σκληρά τε καὶ ἀτέραμνα καὶ ψυχρά· αἱ γὰρ καθάρσιες οὐκ ἐπιγίνονται τῶν ἐπιμηνίων ἐπιτήδειαι, ἀλλὰ ὀλίγαι καὶ πονηραί· ἔπειτα τίκτουσι χαλεπῶς τιτρώσκουσί τε οὐ σφόδρα· ὁκόταν δὲ τέκωσι, τὰ

3sq.] *cf.* Ruf. *ap.* Oribas. Coll. med. V 3,13 4 σκελιφροὺς] Erotian. 78,1 20sq.] Gal. Scr. min. II 57,17sq.

2 θερμῶν *Koraes Lat.*[p] *Ḥun. Gal.*: θερινῶν V 3 τὰ[II] *del. Gad.*: *om. Lat.*[p] *Ḥun. Gal.* 3sq. γλυκέα τε *Lommer ap. Kapferer*: (und) süß *Ḥun.*: am süßesten *Gal.*: γλυκέα (μὲν) *Ruf.*: γλαυκέαται V: habent *Lat.*[p] 4 εὐτόνους *Gad.* σκελιφροὺς] und ihre Schenkel neigen notwendig nach dem Dünnen *Ḥun. Gal.* 4sq. τοὺς πλείους (*om.* τε) *cum verbis* τοὺς δὲ ἀνθρ. ἐντ. τε καὶ σκελ. ἀν. εἶναι *coniunxerunt Ḥun. Gal.* 6 εὐροωτέρας] latiores *Lat.*[p] κεφαλὰς] ventres *Lat.*[p] 7 ἔχουσι *om. Gad. Ḥun. Gal.* 8 τάδε *Gad. Lat.*[p]: τὰ V αἵ τε ὀξεῖαι] et alie acute *Lat.*[p] 9 αἱ *Gad.*: *om.* V 11 τῆς – σκληρότης *om. Lat.*[p] 12 δὲ *om. Gad. Lat.*[p] 13 οὐ[II] – 14 πολυπότας *om. Gad.* πολυβόρους – 14 καὶ *om. Lat.*[p] πολυβάρους V: *corr. Corn.*[2] 14 διαχρόνους V: *corr.* Barb.: raro *Lat.*[p]: nicht schnell *Ḥun. Gal.* 15 σκληρὰς καὶ ἰσχυρὰς *om. Ḥun. Gal.* αἱμορραγίας *Gad.* 17 τοῦ θέρεος *om. Lat.*[p] ὀλίγα] pleraque *Lat.*[p] 18 τῶν *add. Gad.*: der anderen *Ḥun. Gal.* (*cf. adn. crit. ad p. 28,8 spectantem*) 19 οὐ *om. Lat.*[p] οὐδὲ ἀγριοῦσθαι *om. Lat.*[p] 20 τοῖσι – ταῦτα *om. Lat.*[p] 21sq. τῶν ὡρέων *om. Lat.*[p] 22 *post* γυναιξὶ *add.* hec *Lat.*[p] στεριφναὶ V: *corr. Koraes* διὰ – 24 ἐπιγίνονται *om. Lat.*[p] 23 ὄντα V: *om. Gad.* 24 καὶ – 32,5 ἀφανίζονται *om. Gal.* 25 ἐκτιτρώσκουσι *Corn.*[2]: nutriunt *Lat.*[p]; *cf. supra p. 28,10*

liegen und bei denen diese Winde üblich sind, die aber vor dem Süd-
wind und den warmen Winden geschützt sind, verhält es sich folgender-
maßen: Erstens sind die Wasser meistens hart, kalt und süß, die Be- 2
wohner sind infolgedessen notwendig straff und hager, bei der Mehr-
zahl von ihnen sind die Bauchhöhlen hart und verdauen nicht gut, in
ihrer Brust aber ist der Fluß besser, und sie haben mehr Galle als
Schleim. Sie haben gesunde, harte Köpfe und neigen großenteils zu
Rupturen. Folgende Krankheiten kommen bei ihnen vor: Viele Rippen- 3
fellentzündungen und die sogenannten akuten Krankheiten. Das muß
ja so sein, wenn das Leibesinnere hart ist. Bei vielen treten Empyeme
bei jedem Anlaß auf. Daran schuld ist die Spannung ihres Körpers
und die Härte ihres Leibesinnern; denn ihre Trockenheit und (dazu)
die Kälte des Wassers läßt Rupturen bei ihnen auftreten. Notwendig 4
sind Menschen dieser Konstitution starke Esser, trinken aber nicht
viel; denn es ist nicht möglich, daß sie zugleich viel essen und trinken.
Augenkrankheiten treten vorübergehend auf; sie sind trocken und 5
stark, und sogleich entstehen Risse an den Augen. Heftiges Nasen-
bluten kommt bei den Menschen unter dreißig Jahren im Sommer vor;
ferner treten die sogenannten heiligen Krankheiten bei ihnen selten,
aber heftig auf. Diese Menschen sind natürlich langlebiger als die ande- 6
ren. Wunden entzünden sich bei ihnen nicht und werden nicht schlimm.
Ihr Charakter ist mehr wild als zahm. Bei den Männern kommen 7
die erwähnten Krankheiten vor; und außerdem können sie erkranken,
wenn eine allgemeine Krankheit infolge Wetterumschlags herrscht.
Bei den Frauen (treten folgende Erscheinungen auf): Erstens werden 8
viele unfruchtbar infolge des Wassers, das hart, schwerverdaulich und
kalt ist; denn die monatliche Reinigung erfolgt nicht in normaler
Weise, sondern nur spärlich und unter Beschwerden; ferner gebären
sie schwer, Fehlgeburten jedoch kommen nicht häufig vor. Wenn sie

παιδία ἀδύνατοι τρέφειν εἰσί· τὸ γὰρ γάλα ἀποσβέννυται ἀπὸ τῶν ὑδά-
των τῆς σκληρότητος καὶ ἀτεραμνίης· φθίσιές τε γίνονται ἀπὸ τῶν το-
9 κετῶν· ὑπὸ γὰρ βίης ῥήγματα ἴσχουσι καὶ σπάσματα. τοῖσί τε παιδίοισιν
ὕδρωπες ἐγγίνονται ἐν τοῖσιν ὄρχεσιν ἕως ⟨ἂν⟩ μικρὰ ᾖ, ἔπειτα προϊού-
σης τῆς ἡλικίης ἀφανίζονται· ἡβῶσί τε ὀψὲ ἐν ταύτῃ τῇ πόλει.

5. Περὶ μὲν οὖν τῶν θερμῶν πνευμάτων καὶ τῶν ψυχρῶν καὶ τῶν
πόλεων τῶν οὕτω κειμένων ὧδε ἔχει ὡς προείρηται. ὁκόσαι δὲ κέονται
πρὸς τὰ πνεύματα τὰ μεταξὺ τῶν θερινῶν ἀνατολέων τοῦ ἡλίου καὶ
τῶν χειμερινῶν καὶ ὁκόσαι τὸ ἐναντίον τούτων, ὧδε ἔχει περὶ αὐτῶν.
2 ὁκόσαι μὲν πρὸς τὰς ἀνατολὰς τοῦ ἡλίου κέονται, ταύτας εἰκὸς εἶναι
ὑγιεινοτέρας τῶν πρὸς τὰς ἄρκτους ἐστραμμένων καὶ τῶν πρὸς τὰ θερμὰ
3 πνεύματα, ἢν καὶ στάδιον ⟨ἓν⟩ τὸ μεταξὺ ᾖ. πρῶτον μὲν γὰρ μετριώτερον
ἔχει τὸ θερμὸν καὶ τὸ ψυχρόν· ἔπειτα τὰ ὕδατα ὁκόσα πρὸς τὰς τοῦ
ἡλίου ἀνατολάς ἐστι, πάντα λαμπρά τε εἶναι ἀνάγκη καὶ εὐώδεα καὶ
μαλακὰ ἠέρα τε μὴ ἐγγίγνεσθαι ἐν ταύτῃ τῇ πόλει· ὁ γὰρ ἥλιος κωλύει
ἀνίσχων καὶ καταλάμπων· τὸ γὰρ ἑωθινὸν ἑκάστοτε αὐτὸς [ὁ ἠὴρ]
24 4 ἐπέχει ὡς ἐπὶ τὸ πολύ. τά τε εἴδεα τῶν ἀν|θρώπων εὔχροά τε καὶ ἀνθηρά
ἐστι μᾶλλον ἢ ἄλλῃ, ἢν μή τις νοῦσος κωλύῃ, λαμπρόφωνοί τε οἱ ἄνθρωποι
ὀργήν τε καὶ ξύνεσιν βελτίους εἰσὶ τῶν πρὸς βορέην, ᾗπερ καὶ τἆλλα
5 τὰ ἐμφυόμενα ἀμείνω ἐστίν. ἔοικέ τε μάλιστα ἡ οὕτω κειμένη πόλις ἦρι
κατὰ τὴν μετριότητα τοῦ θερμοῦ καὶ τοῦ ψυχροῦ· τά τε νοσεύματα
ἐλάσσω μὲν γίγνεται καὶ ἀσθενέστερα, ἔοικε δὲ τοῖσιν ἐν τῇσι πόλεσι
γιγνομένοισι νοσεύμασι τῇσι πρὸς τὰ θερμὰ πνεύματα ἐστραμμένῃσιν·
αἵ τε γυναῖκες αὐτόθι ἀρικύμονές εἰσι σφόδρα καὶ τίκτουσι ῥηϊδίως.

6. Περὶ μὲν τούτων ὧδε ἔχει. ὁκόσαι δὲ πρὸς τὰς δύσιας κέονται καὶ
αὐτῇσίν ἐστι σκέπη τῶν πνευμάτων τῶν ἀπὸ τῆς ἠοῦς πνεόντων τά τε

18sq.] Gal. Scr. min. II 57,19–21

1 ἀδύνατα *Gad.* 1sq. ἀπὸ – ἀτεραμνίης] wegen der Eisigkeit und Heftigkeit der Kälte des Wassers *Ḥun.* 2 τόκων *Gad.* 3 *post* σπάσματα *add.* (der) Nerven und Venen, welche in der Lunge sind *Ḥun.* 3sq. τοῖς τε παισὶν τέως ἢν μικρὰ ᾖ *Gad.* 4 ἕως – ᾖ *om. Ḥun.* ἂν *addidi* 6 πνευμάτων *post* ψυχρῶν *trsp. Gad.* 6sq. καὶ τῶν πόλεων *om. Gad.* 7 τῶν οὕτω κειμένων] τουτέων V 8 τὰ[II] *om.* V 12 πνεύματα *sec. Lat.*[p] *Ḥun. Gal. scripsi*: ὕδατα *Gad.*: *om.* V ἢν – ᾖ *om. Ḥun. Gal.* ἓν *add. Lat.*[p] πρῶτον *Koraes*: primo *Lat.*[p]: πρότερον V 15 ἠέρα τε μὴ *Gad.* (*agnov. J. Jurk, Ramenta Hippocratica, Diss. Berol. 1900, 61, Klingner per colloquium, Merz, 22sq.*) *Ḥun. Gal.*: ἢ ἐρατεινὰ V: et non difficiles *Lat.*[p] 16 τὸ – 17 πολύ] matutinum ros plerumque *Lat.*[p]: die Erklärung dafür ist, daß die feuchte Luft am Morgen dicker und härter wird *Ḥun. Gal.* ὁ ἠὴρ *delevi* 17 ἐπέχει *Gad.*: ἐπιχεῖ V: ἐπίσχει Barb. 18 ἢ ἄλλῃ *om.* V *Ḥun. Gal.* *post* νοῦσος *add.* ἄλλη V κωλύῃ] das verhindert und sie verwandelt *Ḥun.*: schädigt *Gal.*: κολούει Barb. 19 τῶν πρὸς βορέην *Lat.*[p] *Gal. test.*: τῶν προσβορέων V: *om. Ḥun. Gal. comm.* ᾗπερ *Koraes*: εἴπερ V: quia *Lat.*[p]: *om. Ḥun. Gal.* 22 γίγνεσθαι V *Lat.*[p] 23 *post* θερμὰ *add.* τὰ V 24 ἐναρικύμονες V: ἀερικύμονες *Gad.*: *corr. Koraes* 25 περὶ – ἔχει *om. Ḥun. Gal.* 26 αὐταίησιν V

aber geboren haben, so sind sie nicht imstande, die Kinder zu nähren;
denn die Milch versiegt ihnen infolge der Härte und schweren Ver-
daulichkeit des Wassers. Häufig befällt sie Schwindsucht als Folge der
Geburten; denn wegen der Schwere (der Geburt) bekommen sie Rup-
turen und Krämpfe. Bei den Kindern tritt Wassersucht in den Hoden 9
auf, solange sie klein sind. Später, wenn sie heranwachsen, verschwindet
die Erscheinung. Die Reife tritt erst spät in dieser Stadt ein.

5. Mit den warmen und den kalten Winden und den Städten, die
in diesen Richtungen gelegen sind, verhält es sich so, wie oben gesagt
wurde. Mit allen Städten aber, die in Richtung auf die Winde zwischen
Sommer- und Winteraufgang der Sonne liegen, und den entgegen-
gesetzt gelegenen verhält es sich folgendermaßen: Alle Städte, die 2
nach Sonnenaufgang liegen, sind natürlich gesünder als die nach
Norden und nach den warmen Winden gelegenen, wenn auch nur ein
Stadion dazwischenliegt. Denn erstens sind Wärme und Kälte dort 3
besser ausgeglichen, ferner sind alle Wasser, die nach Sonnenaufgang
liegen, notwendig klar, wohlriechend und weich, und Nebel tritt in
dieser Stadt nicht auf. Daran hindert ihn nämlich die Sonne, die schon
beim Aufgehen herabstrahlt; denn allmorgendlich herrscht sie durch-
weg. Das Aussehen der Bewohner ist besser von Farbe und blühender 4
als anderswo, wenn nicht etwa eine Krankheit es beeinträchtigt. Die
Menschen haben klare Stimmen und sind an Charakter und Verstand
besser als die in der Stadt, die nach dem Nordwind zu liegt, wie ja
auch alles andere, was in ihr wächst, besser ist. Die Stadt mit dieser 5
Lage gleicht am meisten dem Frühling in der Mäßigung von Wärme
und Kälte. Die Krankheiten sind seltener und schwächer, sie gleichen
aber den Krankheiten, die in den Städten auftreten, die nach den
warmen Winden hin gelegen sind. Die Frauen dort sind sehr fruchtbar
und gebären leicht.

6. So also verhält es sich mit diesen. Alle Städte aber, die nach
(Sonnen)untergang liegen und die vor den von Osten wehenden Winden
geschützt sind und an denen die warmen Winde und die von Norden

θερμὰ πνεύματα παραρρέει καὶ τὰ [ψυχρὰ] ἀπὸ τῶν ἄρκτων, ἀνάγκη
2 ταύτας τὰς πόλιας θέσιν κεῖσθαι νοσερωτάτην. πρῶτον μὲν γὰρ τὰ ὕδατα
οὐ λαμπρά· αἴτιον δὲ ὅτι ὁ ἠὴρ τὸ ἑωθινὸν κατέχει ὡς ἐπὶ τὸ πολύ,
ὅστις τῷ ὕδατι ἐγκαταμιγνύμενος τὸ λαμπρὸν ἀφανίζει· ὁ γὰρ ἥλιος πρὶν
3 ἄνω ἀρθῆναι οὐκ ἐπιλάμπει. τοῦ δὲ θέρεος ἕωθεν μὲν αὖραι ψυχραὶ πνέ-
ουσι καὶ δρόσοι πίπτουσι, τὸ δὲ λοιπὸν ἥλιος ἐγκαταδύνων ὡς τὰ μά-
4 λιστα διέψει τοὺς ἀνθρώπους· διὸ καὶ ἀχρόους τε εἰκὸς εἶναι καὶ ἀρρώσ-
τους, τῷ τε νοσευμάτων πάντων μετέχειν μέρος τῶν προειρημένων οὐδὲν
26 5 αὐτοῖσιν ἀποκέκριται. βαρυφώνους τε εἰ|κὸς εἶναι καὶ βραγχώδεας διὰ
τὸν ἠέρα, ὅτι ἀκάθαρτος ὡς ἐπὶ τὸ πολὺ αὐτόθι γίγνεται καὶ νοτώδης·
οὔτε γὰρ ὑπὸ τῶν βορείων ἐκκρίνεται σφόδρα· οὐ γὰρ προσέχουσι [τὰ
πνεύματα]· ἅ τε προσέχουσιν αὐτῇσι καὶ προσκέονται, ὑδατεινότατά
6 ἐστιν [ἐπεὶ τὰ ἐπὶ τῆς ἑσπέρης πνεύματα]. ἔοικέ τε μετοπώρῳ μάλιστα
ἡ θέσις ἡ τοιαύτη τῆς πόλιος κατὰ τὰς τῆς ἡμέρης μεταβολάς, ὅτι πολὺ
τὸ μέσον γίγνεται τοῦ τε ἑωθινοῦ καὶ τοῦ πρὸς τὴν δείλην.

7. Περὶ μὲν πνευμάτων ἅ τέ ἐστιν ἐπιτήδεια καὶ ἀνεπιτήδεια, ὧδε ἔχει·
περὶ δὲ τῶν λοιπῶν ὑδάτων βούλομαι διηγήσασθαι ἅ τέ ἐστι νοσώδεα
καὶ ἃ ὑγιεινότατα καὶ ὁκόσα ἀφ' ὕδατος κακὰ εἰκὸς γίγνεσθαι καὶ ὅσα
2 ἀγαθά· πλεῖστον γὰρ μέρος ξυμβάλλεται ἐς τὴν ὑγιείην. ὁκόσα μὲν οὖν
ἐστι στάσιμα καὶ ἑλώδεα καὶ λιμναῖα, ταῦτα ἀνάγκη τοῦ μὲν θέρεος
εἶναι θερμὰ καὶ παχέα καὶ ὀδμὴν ἔχοντα, ἅτε οὐκ ἀπόρρυτα ἐόντα, ἀλλὰ
τοῦ τε ὀμβρίου ὕδατος ἐπιτρεφομένου ἀεὶ νέου τοῦ τε ἡλίου καίοντος
ἀνάγκη ἄχροά τε εἶναι καὶ πονηρὰ καὶ χολώδεα, τοῦ δὲ χειμῶνος παγε-
τώδεά τε καὶ ψυχρὰ καὶ τεθολωμένα ὑπό τε χιόνος καὶ παγετῶν, ὥστε
3 φλεγματωδέστατα εἶναι καὶ βραγχωδέστατα· τοῖσι δὲ πίνουσι σπλῆνας

19sq.] *cf.* Athen. 2,46b 20–36,11] *cf.* Ruf. *ap.* Oribas. Coll. med. V 3,3–5

1 ψυχρὰ *del. Wilamowitz* ἀπὸ] ἐκ *Gad.* 3 ὡς ἐπὶ τὸ πολύ] diutissime *Lat.*[p]: sehr lang *Ḥun. Gal.* (*leg.* ἐπὶ πολύ, *at cf. p. 32,17. 34,10*) 6 ἐγκαταδύνει *Gad.* ὡς τὰ μάλιστα] ὥστε μ. V: ut magis *Lat.*[p]: heftig *Ḥun.* (*Gal.*) 7 διεψεῖν *Gad.* ἀχρόους] ὠχρούς *Ḥun.*: *om. Gal.* ἀρρωστοῦσι V: *corr. Ald.* 8 τῷ *Gad.*: τῶν V οὐδὲν] et nihil *Lat.*[p]: und von keiner *Ḥun.*: und durch nichts *Gal.*: καὶ οὐδὲν *Heiberg*: οὐδὲν γὰρ Paris. 2255 Barb.: ὧν οὐδὲν *sive* οὐδὲν δὲ *Koraes* 10 νοτώδης *Lat.*[p] *Ḥun. Gal.*: νοσώδης V 11 οὔτε – 13 πνεύματα *om. Ḥun. Gal.* 11sq. τὰ πνεύματα *del. Klingner* 12 ἅ τε] οὐδὲ *Gad.* προσίσχουσιν *Gad.* αὐτῇσι] αὐταίησι V: αὐτοῖσι *edd.*, *at* πόλεσι *subintelligendum crediderim* πρόσκειται V: πρὸς αὐτὰ κεῖνται *Gad.* 13 ἐπεὶ – πνεύματα *del. Klingner* *post* ἐπεὶ *add.* τοιαῦτα *Foesius* ἐπὶ] ad *Lat.*[p]: ἀπὸ Barb. ἔοικέ τε *Gad.*: ἔοικεν εἴτε V: ist schlecht *Ḥun. Gal.* μεθοπώρῳ V: in der Zeit des Herbstes *Ḥun. Gal.* 14 τῆς[II] *Gad.*: τε V 15 *post* δείλην *add.* infolge der dicken am Morgen herrschenden Luft *Gal.* (*Ḥun.*) 16 περὶ – ἔχει *om. Ḥun.* περὶ – 19 ὑγιείην *om. Gal.* 17 *de ordine cod. Gad. cf. praef. p. 9* λοιπῶν *om. Lat.*[p] *Ḥun.*, *del. Wilamowitz* 20 ἑλώδεα καὶ στάσιμα V: *transposui sec. Lat.*[p] (*Ḥun. Gal.*) *coll. Athen.* 22 ἐπιφερομένου *Gad.*: influente[m] *Lat.*[p]: (der Regen), der in sie fällt, bleibt immer stehen und fließt nicht ab *Ḥun.*: (weil Regen) über ihnen fällt und sich mit ihnen sammelt und nicht aufhört *Gal.* 23 τοῦ δὲ χειμῶνος] Aque *Lat.*[p]

kommenden vorbeiwehen, haben notwendig die ungesundeste Lage.
Denn erstens sind die Wasser nicht klar. Schuld daran ist, daß der 2
Nebel morgens weithin herrscht, der sich mit dem Wasser vermischt
und seine Klarheit verdirbt; denn die Sonne scheint, bis sie sich zur
Mittagshöhe erhoben hat, nicht darauf. Im Sommer wehen morgens 3
kalte Lüfte, und es fällt Tau, und während der übrigen Zeit kocht die
Sonne, die sich dem Untergang zuneigt, die Menschen durch und durch.
Darum sind sie natürlich von schlechter Farbe und kränklich und 4
haben an allen vorher erwähnten Krankheiten teil; keine aber kommt
ihnen besonders zu. Sie haben eine tiefe Stimme und sind heiser infolge 5
der Luft, die dort durchweg unrein und feucht ist. Denn sie wird vom
Nordwind nicht hinreichend gereinigt, weil er nicht dorthin kommt.
Die Winde aber, die zu ihnen kommen und sie erreichen, sind sehr
wasserreich. Diese Stadtlage gleicht am meisten dem Herbst in ihren 6
täglichen Wandlungen, weil ein großer Unterschied ist zwischen dem
Wetter am Morgen und dem am Abend.

7. So verhält es sich mit den Winden, die günstig und ungünstig sind. Nun will ich von den Gewässern sonst sprechen, welche ungesund und welche besonders gesund sind und was alles vom Wasser Schlimmes und Gutes zu erwarten ist; denn es ist sehr wichtig für die Gesundheit.
Alles Wasser, das aus stehenden Gewässern, Sümpfen und Teichen 2
kommt, ist notwendig im Sommer warm, dick und übelriechend, da
es ja nicht abfließen kann; da vielmehr immer neues Regenwasser zuwächst und die Sonne darauf brennt, ist es notwendig von schlechter
Farbe, macht Beschwerden und erregt die Galle. Im Winter aber ist
es gefroren, kalt und trüb von Schnee und Eis, so daß es starke Verschleimung und Heiserkeit hervorruft. Menschen, die davon trinken, 3

μὲν ἀεὶ μεγάλους εἶναι καὶ μεμυωμένους καὶ τὰς γαστέρας σκληράς τε καὶ
λεπτὰς καὶ θερμάς, τοὺς δὲ ὤμους καὶ τὰς κληῖδας καὶ τὸ πρόσωπον
καταλελεπτύνθαι καὶ κατισχνάνθαι· ἐς γὰρ τὸν σπλῆνα αἱ σάρκες ξυν-
28 τήκονται, διὸ καὶ ἰσχνοί | εἰσιν· ἐδωδούς τε εἶναι τοὺς τοιούτους καὶ
διψηροὺς τάς τε κοιλίας ξηροτάτας [τε] καὶ τὰς ἄνω καὶ τὰς κάτω ἔχειν,
4 ὥστε τῶν φαρμάκων ἰσχυροτέρων δεῖσθαι. τοῦτο μὲν τὸ νόσημα αὐτοῖσι
ξύντροφόν ἐστι καὶ θέρεος καὶ χειμῶνος· πρὸς δὲ τούτοισιν οἱ ὕδρωπες
[τε] καὶ πλεῖστοι γίνονται καὶ θανατωδέστατοι· τοῦ γὰρ θέρεος δυσεντε-
ρίαι τε πολλαὶ ἐμπίπτουσι καὶ διάρροιαι καὶ πυρετοὶ τεταρταῖοι πολυ-
χρόνιοι· ταῦτα δὲ τὰ νοσεύματα μηκυνθέντα τὰς τοιαύτας φύσιας εἰς ὕδρω-
5 πας καθίστησι καὶ ἀποκτείνει. ταῦτα μὲν αὐτοῖσι τοῦ θέρεος γίγνεται,
τοῦ δὲ χειμῶνος τοῖσι νεωτέροισι μὲν περιπνευμονίαι τε καὶ μανιώδεα νοσεύ-
ματα, τοῖσι δὲ πρεσβυτέροισι καῦσοι διὰ τὴν τῆς κοιλίης σκληρότητα, τῇσι
δὲ γυναιξὶν οἰδήματα ἐγγίγνεται καὶ φλέγμα λευκὸν καὶ ἐν γαστρὶ ἴσχουσι
μόλις καὶ τίκτουσι χαλεπῶς· μεγάλα τε τὰ ἔμβρυα καὶ οἰδέοντα, ἔπειτα
ἐν τῇσι τροφῇσι φθινώδεά τε καὶ πονηρὰ γίγνεται· ἥ τε κάθαρσις
6 τῇσι γυναιξὶν οὐκ ἐπιγίνεται χρηστὴ μετὰ τὸν τόκον. τοῖσι δὲ παιδίοισι
κῆλαι ἐπιγίγνονται μάλιστα καὶ τοῖσιν ἀνδράσι κίρσοι καὶ ἕλκεα ἐν τῇσι
κνήμῃσιν, ὥστε τὰς τοιαύτας φύσιας οὐχ οἷόν τε μακροβίους εἶναι, ἀλλὰ
προγηράσκειν τοῦ χρόνου τοῦ ἱκνευμένου. ἔτι δὲ αἱ γυναῖκες δοκεῦσιν
ἔχειν ἐν γαστρί, καὶ ὁκόταν ὁ τόκος ᾖ, ἀφανίζεται τὸ πλήρωμα τῆς
γαστρός· τοῦτο δὲ γίγνεται [ὑπὸ ὑδέρου], ὁκόταν ὑδρωπιήσωσιν αἱ
ὑστέραι.

7 Τὰ μὲν τοιαῦτα ὕδατα νομίζω μοχθηρὰ εἶναι πρὸς ἅπαν χρῆμα· δεύ-
τερα δὲ ὅσων εἰσὶν αἱ πηγαὶ ἐκ πετρέων – σκληρὰ γὰρ ἀνάγκη εἶναι –
30 ἢ ἐκ γῆς, ὅκου θερμὰ | ὕδατά ἐστιν ἢ σίδηρος γίγνεται ἢ χαλκὸς ἢ
ἄργυρος ἢ χρυσὸς ἢ θεῖον ἢ στυπτηρίη ἢ ἄσφαλτον ἢ νίτρον· ταῦτα
γὰρ πάντα ὑπὸ βίης γίνονται τοῦ θερμοῦ. οὐ τοίνυν ἐκ τοιαύτης γῆς

22 ὑδέρου] Erotian. 88,11–13; *sed ad p. 60,16 trahere malim, cf. Festschrift Kapp, 44*

2 θερμάς] es wird auch gesagt: aufgebläht *Gal.*: tumidi *Ḥun.*$^{Lat.}$ 3 καταλελεπτύνθαι καὶ κατισχνάνθαι *scripsi sec. Lat.*^{p} *Ḥun. Gal.*: καταλελεπτῦσθαι καὶ κατασχάνθαι *Gad.*: καταλελεπτῦσθαι V 4 διὸ καὶ *Lat.*^{p} *Ḥun.*: διότι V ἰσχνοί] Verderbnis des Blutes *Ḥun. Gal.* (*ex comm.?*) 5 τε *del. Koraes* 8 τε *delevi* 10 μηκυνθεῦντα V 11 καὶ – γίγνεται *om. Lat.*^{p} 11sq. ταῦτα – χειμῶνος *om. Ḥun. Gal.* 12 περιπνευμονίαι] dissinterias *Lat.*^{p} 14 καὶ^{I}] wegen *Ḥun. Gal.* 17 μετὰ τὸν τόκον *om. Ḥun. Gal.* 18 μάλιστα] sed *Lat.*^{p}: *om. Ḥun. Gal.* 20 δοκεύουσιν V 22 ὑπὸ ὑδέρου V: *om. Gad. Lat.*^{p} *Ḥun.* (*vix hic legit Erotian.*): *del. Koraes* 25 ὅσων *Ald.*: quarum *Lat.*^{p}: ὅσον V εἰσὶν *Reinhold*: sunt *Lat.*^{p}: εἶεν V 25sq. ἐκ – ἢ^{I} *om. Ḥun. Gal.* (*in lemmate*, ἐκ πετρέων *leg. Gal. comm.*) 26 ἐκ γῆς] εἴτε V ἐκ – ἐστιν] ex terra ubi autem calide et dure aque *Lat.*^{p}: aus warmem Erdreich *Ḥun. Gal.* (*leg. fort.* ὅκου θέρμη ἐστὶν) 28 τοῦ] τὸ V: *corr. Ald.*

haben ständig eine große und verhärtete Milz, und ihr Leib ist hart,
dünn und warm. Die Schultern, die Schlüsselbeine und das Gesicht
sind eingefallen und abgemagert; denn ihr Fleisch wird von der Milz
aufgesogen, und darum sind sie mager. Diese Menschen sind immer
hungrig und durstig, das Leibesinnere ist oben und unten besonders
trocken; daher bedürfen sie stärkerer (Purgier)mittel. Diese Krank- 4
heit hängt ihnen sommers wie winters an. Außerdem tritt die Wasser-
sucht besonders häufig und mit tödlichem Ausgang auf. Im Sommer
befällt sie nämlich oft die Ruhr, Durchfall und langwieriges Quartan-
fieber; und wenn diese Krankheiten lange anhalten, so lassen sie
Menschen mit einer solchen Konstitution in Wassersucht verfallen
und wirken tödlich. Das widerfährt ihnen im Sommer; im Winter 5
aber werden die Jüngeren von Lungenentzündungen und manischen
Krankheiten befallen, die Älteren von Brennfieber wegen der Härte
ihres Leibesinnern. Die Frauen bekommen Schwellungen und Weiß-
fluß; sie werden selten schwanger und gebären schwer, und die Leibes-
früchte sind groß und angeschwollen. Dann beim Nähren kümmern
die Kinder und verursachen den Müttern Beschwerden, und die Reini-
gung tritt bei den Frauen nach der Geburt nicht normal ein. Die 6
Kinder bekommen vor allem Brüche und die Männer Krampfadern
und Geschwüre an den Unterschenkeln, so daß Menschen dieser Kon-
stitution nicht langlebig sein können, sondern vor der angemessenen
Zeit altern. Ferner meinen die Frauen, schwanger zu sein; wenn aber
die Zeit der Geburt kommt, dann schwindet die Schwellung ihres
Leibes. Das geschieht, wenn die Gebärmutter wassersüchtig ist.

Diese Gewässer sind nach meiner Meinung schlecht zu jeder Ver- 7
wendung. An zweiter Stelle stehen diejenigen, deren Quellen aus Felsen
entspringen – denn sie sind notwendig hart – oder aus einem Erd-
reich, wo warme Wasser sind oder wo Eisen oder Kupfer oder Silber
oder Gold oder Schwefel oder Alaun oder Pech oder Natron sich findet;
denn das entsteht alles durch die Gewalt der Hitze. Aus solcher Erde

οἷόν τε ὕδατα ἀγαθὰ γίγνεσθαι, ἀλλὰ σκληρά τε καὶ καυσώδεα διου-
8 ρεῖσθαί ⟨τε⟩ χαλεπὰ καὶ πρὸς τὴν διαχώρησιν ἐναντία εἶναι. ἄριστα δὲ
ὁκόσα ἐκ μετεώρων χωρίων ῥέει καὶ λόφων γεηρῶν· αὐτά τε γάρ ἐστι
γλυκέα καὶ λευκὰ καὶ τὸν οἶνον φέρειν ὀλίγον οἷά τέ ἐστι· τὸν δὲ χει-
μῶνα θερμὰ γίγνεται, τὸ δὲ θέρος ψυχρά· οὕτω γὰρ ἂν εἴη ἐκ βαθυτάτων
9 πηγέων. μάλιστα δὲ ἐπαινεῖν, ὧν τὰ ῥεύματα πρὸς τὰς ἀνατολὰς τοῦ
ἡλίου ἐρρώγασι καὶ μᾶλλον πρὸς τὰς θερινάς· ἀνάγκη γὰρ λαμπρότερα
10 εἶναι καὶ εὐώδεα καὶ κοῦφα. ὁκόσα δέ ἐστιν ἁλυκὰ καὶ ἀτέραμνα καὶ
σκληρά, τὰ μὲν πάντα πίνειν οὐκ ἀγαθά, εἰσὶ δ' ἔνιαι φύσιες καὶ νοσεύ-
ματα, εἰς ἃ ἐπιτήδειά ἐστι τὰ τοιαῦτα ὕδατα πινόμενα, περὶ ὧν φράσω
11 αὐτίκα· ἔχει δὲ καὶ περὶ τούτων ὧδε· ὁκόσων μὲν αἱ πηγαὶ πρὸς τὰς
ἀνατολὰς ἔχουσι, ταῦτα μὲν ἄριστα αὐτὰ ἑωυτῶν ἐστι, δεύτερα δὲ ⟨αὐ⟩-
τῶν τὰ μεταξὺ τῶν θερινῶν ἀνατολέων ἐστὶ τοῦ ἡλίου καὶ δύσεων καὶ
μᾶλλον τὰ πρὸς τὰς ἀνατολάς· τρίτα δὲ τὰ μεταξὺ τῶν δυσμέων
τῶν θερινῶν καὶ τῶν χειμερινῶν· φαυλότατα δὲ τὰ πρὸς τὸν νότον
τὰ μεταξὺ τῆς χειμερινῆς ἀνατολῆς καὶ δύσιος, καὶ ταῦτα τοῖσι μὲν νο-
12 τίοισι πάνυ πονηρά, τοῖσι δὲ βορείοισιν ἀμείνω. τούτοισι δὲ πρέπει ὧδε
32 χρῆσθαι· | ὅστις μὲν ὑγιαίνει τε καὶ ἔρρωται, μηδὲν διακρίνειν, ἀλλὰ πίνειν
ἀεὶ τὸ παρεόν· ὅστις δὲ νούσου εἵνεκα βούλεται τὸ ἐπιτηδειότατον πίνειν,
13 ὧδε ἂν ποιέων μάλιστα τυγχάνοι τῆς ὑγιείης· ὁκόσων μὲν αἱ κοιλίαι σκλη-
ραί εἰσι καὶ ξυγκαίειν ἀγαθαί [εἶναι], τούτοισι μὲν τὰ γλυκύτατα ξυμφέρει
καὶ κουφότατα καὶ λαμπρότατα· ὁκόσων δὲ μαλακαὶ αἱ νηδύες καὶ ὑγραί
εἰσι καὶ φλεγματώδεες, τούτοισι δὲ τὰ σκληρότατα καὶ ἀτεραμνότατα
14 καὶ τὰ ὑφαλυκά· οὕτω γὰρ ἂν ξηραίνοι⟨ν⟩το μάλιστα. ὁκόσα γὰρ ὕδατά
ἐστιν ἕψειν ἄριστα καὶ τακερώτατα, ταῦτα καὶ τὴν κοιλίην διαλύειν εἰκὸς

2–8] Athen. 2,46 c

1 οἷόν τε] οἴονται *Gad. Lat.*ᵖ: *om.* V *Ḥun. Gal.*: *corr. Littré* γί(γ)νεσθαι *Gad. Lat.*ᵖ: γίγνεται V *Ḥun. Gal.* καυσώδεα] insuavidiores *Lat.*ᵖ: bei dem, der sie trinkt *Ḥun. Gal.* (*leg. fort.* πινόμενα) διουρέεσθαι *Gad.*: ad mixtionem (pessimam) *Lat.*ᵖ: διουρέεται V 2 τε *om.* V: et *Lat.*ᵖ: *add. Koraes* εἶναι *del. Heiberg* ἄριστα – 40,13 δὲ *om. Lat.*ᵖ 3 τεηρῶν V: *corr. Ald.* αὐτά] ταῦτα *Athen.* 4 ὁκοῖα τέ V: *corr. Ald.* τοῦ . . . χειμῶνος *Ald.* 5 τοῦ δὲ θέρους V: καὶ τὸ θέρος *Athen.*: τὸ δὲ θέρος *Rüst, 15* 6 ἐπαινέω *Gad. Athen.*: δὲ ⟨δεῖ⟩ ἐπαινεῖν *Rüst, 15* 8 καὶ κοῦφα *om. Ḥun. Gal., leg. Athen.* 9 τὰ μὲν πάντα *van der Linden*: τῶ μὲν πάντα V: denjenigen, die es ohne Bedürfnis trinken *Ḥun. Gal.*: ταῦτα μὲν πάντα *Koraes*: τῷ μὲν παντὶ *Zwinger, Mercurialis* 11 ἔχει – ὧδε *om. Ḥun. Gal.* 12 αὐτῶν *Heiberg*: nach ihnen *Ḥun. Gal.*: τῶν V: *del. Littré* 16 τῆς χειμερινῆς *Gad. Ḥun. Gal.*: θερινῆς V 17 βορέοισιν V 18 μηδὲν – ἀλλὰ *om. Ḥun. Gal.* 19 ἀεὶ] ohne Furcht (ἀδεῶς ?) *Ḥun. Gal.* τὸ παρεόν] was aus ihnen läuft (τὸ προρέον ?) *Ḥun. Gal.* 21 καὶ – εἶναι *om. Ḥun. Gal.* εἶναι *del. van der Linden* 22 μάλα καὶ V 23 ταύτησι V 24 ὑφαλικὰ V οὕτω – μάλιστα *om. Ḥun. Gal.* ξηραίνοιτο V: *corr. Koraes* 25 τακερώτατα *Gad. Ald.*: τὰ καιρώτατα *Gad.*[Bas.]: τὰ [αι] κερεώτατα V: *om. Ḥun. Gal.*

kann ja nun kein gutes Wasser kommen, sondern nur hartes, das Hitze
verursacht, schwer zu lassen ist und verstopfend wirkt. Am besten ist 8
das Wasser, das aus erhöhtem Gelände und erdigen Hügeln fließt.
Denn das ist süß und hell und braucht nur mit wenig Wein vermischt
zu werden. Im Winter ist es warm, im Sommer kalt. So ist es, wenn es
aus den tiefsten Quellen fließt. Am meisten aber ist das Wasser zu 9
loben, dessen Fluß nach Sonnenaufgang und besonders nach dem
sommerlichen hin entspringt; denn dieses ist notwendig klarer, wohl-
riechend und leicht. Alle Gewässer aber, die salzig, schwerverdaulich 10
und hart sind, sind nicht für jeden gut zu trinken; doch gibt es einige
Konstitutionen und Krankheiten, für die das Trinken dieser Wasser
förderlich ist. Darüber werde ich gleich sprechen. Auch in diesen Fällen 11
gilt folgendes: Die Gewässer, deren Quellen nach (Sonnen)aufgang
liegen, sind an und für sich am besten. Die zweiten nach ihnen sind
die Wasser zwischen dem sommerlichen Auf- und Untergang der Sonne,
und von diesen mehr die nach dem Aufgang hin (d. h. nach Nord-
osten). An dritter Stelle stehen die zwischen Sommer- und Winter-
untergang. Am schlechtesten aber sind die nach Süden zwischen dem
winterlichen Auf- und Untergang (entspringenden), und zwar sind diese
für die nach Süden wohnenden Menschen ganz schlecht, für die nach
Norden zu wohnenden besser. Diese Wasser soll man folgendermaßen 12
brauchen: Wer gesund und stark ist, soll keinen Unterschied machen,
sondern das trinken, was er gerade zur Verfügung hat; wer aber mit
Rücksicht auf eine Krankheit das Zuträglichste trinken will, wird
seiner Gesundheit am besten dienen, wenn er folgendermaßen handelt:
allen Menschen, deren Bauch hart ist und zur Erhitzung neigt, nützt 13
das süßeste, leichteste und klarste Wasser, allen aber, deren Bäuche
weich, feucht und voll Schleim sind, das härteste, schwerstverdauliche
und etwas salzige; denn so werden sie am besten abtrocknen. Denn 14
alle Wasser, die besonders gut kochen und schmelzen, lösen und

μάλιστα καὶ διατήκειν· ὁκόσα δέ ἐστιν ἀτέραμνα καὶ σκληρὰ καὶ ἥκιστα
15 ἕψειν ἀγαθά, ταῦτα δὲ ξυνίστησι μᾶλλον τὰς κοιλίας καὶ ξηραίνει. ἀλλὰ
γὰρ ἐψευσμένοι εἰσὶν οἱ ἄνθρωποι τῶν ἁλμυρῶν ὑδάτων πέρι δι' ἀπει-
ρίην, κατότι νομίζεται διαχωρητικά [εἶναι τὰ ἁλυκά]· τὰ δὲ ἐναντιώτατά
ἐστι πρὸς τὴν διαχώρησιν· ἀτέραμνα γὰρ καὶ ἀνέψανα, ὥστε καὶ τὴν
κοιλίην ὑπ' αὐτῶν στύφεσθαι μᾶλλον ἢ τήκεσθαι.

8. Καὶ περὶ μὲν τῶν πηγαίων ὑδάτων ὧδε ἔχει. περὶ δὲ τῶν ὀμβρίων καὶ
ὁκόσα ἀπὸ χιόνος φράσω ὅκως ἔχει. τὰ μὲν ὄμβρια κουφότατα καὶ γλυκύ-
2 τατά ἐστι καὶ λεπτότατα καὶ λαμπρότατα. τήν τε γὰρ ἀρχὴν ὁ ἥλιος ἀνά-
γει καὶ ἀναρπάζει τοῦ ὕδατος τό τε λεπτότατον καὶ κουφότατον. δῆλον
δὲ οἱ ἅλες ποιεῦσι· τὸ μὲν γὰρ ἁλμυρὸν λείπεται αὐτοῦ ὑπὸ πάχεος καὶ
βάρεος καὶ γίγνεται ἅλες, τὸ δὲ λεπτότατον ὁ ἥλιος ἀναρπάζει ὑπὸ
κουφότητος· ἀνάγει δὲ τὸ τοιοῦτο οὐκ ἀπὸ τῶν ὑδάτων μοῦνον τῶν |
34 λιμναίων, ἀλλὰ καὶ ἀπὸ τῆς θαλάσσης καὶ ἐξ ἁπάντων, ἐν ὁκόσοισιν
ὑγρόν τι ἔνεστιν· ἔνεστι δὲ ἐν παντὶ χρήματι· καὶ ἐξ αὐτῶν τῶν ἀνθρώ-
3 πων ἄγει ⟨ἀεὶ⟩ τὸ λεπτότατον τῆς ἰκμάδος καὶ κουφότατον. τεκμήριον
δὲ μέγιστον· ὅταν ⟨γὰρ⟩ ἄνθρωπος ἐν ἡλίῳ βαδίζῃ ἢ καθίζῃ ἱμάτιον
ἔχων, ὁκόσα μὲν τοῦ χρωτὸς ὁ ἥλιος ἐφορᾷ, οὐχ ἱδρῴη ἄν· ὁ γὰρ ἥλιος
ἀναρπάζει ⟨ἀεὶ⟩ τὸ προφαινόμενον τοῦ ἱδρῶτος· ὁκόσα δὲ ὑπὸ τοῦ ἱμα-
τίου ἐσκέπασται ἢ ὑπ' ἄλλου του, ἱδροῖ· ἐξάγεται μὲν γὰρ ὑπὸ τοῦ
ἡλίου καὶ βιάζεται, σῴζεται δὲ ὑπὸ τῆς σκέπης, ὥστε μὴ ἀφανίζεσθαι
ὑπὸ τοῦ ἡλίου· ὁκόταν δὲ ἐς σκιὴν ἀφίκηται, ἅπαν τὸ σῶμα ὁμοίως
4 ἰδίει· οὐ γὰρ ἔτι ὁ ἥλιος ἐπιλάμπει. διὰ ταῦτα δὲ καὶ σήπεται τῶν
ὑδάτων τάχιστα ταῦτα καὶ ὀδμὴν ἴσχει πονηρὴν [τὸ ὄμβριον], ὅτι ἀπὸ
5 πλείστων ξυνῆκται καὶ ξυμμέμικται, ὥστε σήπεσθαι τάχιστα. ἔτι δὲ πρὸς
τούτοισιν ἐπειδὰν ⟨ἀν⟩αρπασθῇ καὶ μετεωρισθῇ περιφερόμενον καὶ κατα-
μεμιγμένον ἐς τὸν ἠέρα, τὸ μὲν θολερὸν αὐτοῦ καὶ νυκτοειδὲς ἐκκρίνεται

8–10] *cf.* Oribas. Coll. med. V 1,5; Ad Eustath. IV 41 Ruf. *ap.* Oribas. Coll. med. V 3,7 9sq.] Porph. Quaest. Hom. *p.* 161 13–16] *cf.* Oribas. Coll. med. V 1,5; Ad Eustath. IV 41 23 ἰδίει] Erotian. 45,11 23sq.] *cf.* Oribas. Coll. med. V 1,5; Ad Eustath. IV 41 25–42,7] *cf.* Porph. Quaest. Hom. *p.* 161

1 τήκειν *Wilamowitz* 2 ἕψειν ἀγαθά] ἑψανά *Gad.* μᾶλλον] μάλιστα *Gad.*: *om.* *Ḥun.* *Gal.* 3 ψευσάμενοι V 4 κατότι *Koraes* (*cf. supra p. 26,14*): wenn (sie glauben) *Ḥun.*: καὶ ὅτι V (*def. Verdenius, 14*): ὅτι *del. Wilamowitz*: καὶ *del. Rüst, 16* εἶναι τὰ ἁλυκά V *Gad.*: *om.* Holkh. gr. 282 *et ab Ald. inde omn. edd.* 7sq. Καὶ – ἔχει *om. Ḥun. Gal.* 8 καὶ γλυκύτατα *om. Gad.* 11 οἱ *Gad.*: αἱ V 13 ἀπὸ] ἐκ *Gad.*[Ald.] 15 ἔνεστιν *Gad.*: ἐστι V 16 ἄγει V: αἰεὶ *Gad.*: semper ... rapit *Lat.*[p]: ἄγει αἰεὶ *Jacoby, 546sq.* 17 γὰρ *add. Lat.*[p]: δ' *add. Gad.* 18 ἐφορᾷ – ἥλιος *om. Lat.*[p] 19 αἰεὶ *add. Gad.*, tangens (rapit) *Lat.*[p] 20 του] οὐχ *Gad.* 23 ἰδίει *Heringa, 45 ex Erotiano*: schwitzt *Ḥun. Gal.*: διίει V: εἰδείη *Gad.*: semper *Lat.*[p] *post* καὶ *inser.* μάλιστα *Gad.* 24 τὸ ὄμβριον *delevi*: *om. Oribas.* 26 ἁρπασθῇ V: sparsa fuerit *Lat.*[p]: *corr. Koraes* καὶ μετεωρισθῇ *om. Gad.* περιφερόμενον V *Lat.*[p]: wird es kalt *Ḥun.*: setzen sie sich fest *Gal.* (πηγνύμενον ?)

schmelzen natürlich auch den Bauch am besten, alle aber, die schwer-
verdaulich, hart und keinesfalls gut zum Kochen sind, ziehen die
Bäuche mehr zusammen und trocknen sie aus. Wahrhaftig, die Men- 15
schen täuschen sich in ihrer Unkenntnis über das Salzwasser, indem
es nämlich als die Verdauung fördernd gilt. Es wirkt aber der Ver-
dauung gerade entgegen; denn es ist schwerverdaulich und kocht nicht
gut, so daß auch der Bauch davon mehr verstopft als gelöst wird.

8. So verhält es sich mit dem Quellwasser. Wie es sich aber mit
dem Regen- und Schneewasser verhält, das will ich (jetzt) sagen. Das
Regenwasser ist das leichteste, süßeste, feinste und klarste Wasser.
Denn zunächst einmal zieht die Sonne vom Wasser das Feinste und 2
Leichteste an und reißt es nach oben. Das sieht man am Salz. Das
Salzige (im Wasser) bleibt an Ort und Stelle infolge seiner Dicke und
Schwere und wird zu Salz. Das Dünnste aber wird infolge seiner Leich-
tigkeit von der Sonne angezogen, und zwar zieht sie dies nicht nur aus
den stehenden Gewässern heraus, sondern auch aus dem Meer und aus
allem, worin Feuchtigkeit enthalten ist; sie ist aber in jedem Ding
enthalten. So zieht sie auch aus den Menschen selbst jeweils das
Dünnste und Leichteste an Feuchtigkeit an sich. Dafür ist der beste 3
Beweis: wenn ein Mensch in einem Mantel in der Sonne spazieren-
geht oder sitzt, so schwitzen die Teile der Haut, auf die die Sonne
scheint, nicht. Denn die Sonne zieht jeweils das an sich, was an Schweiß
zutage tritt. Was aber von dem Mantel oder einem anderen Kleidungs-
stück bedeckt ist, das schwitzt; denn die Feuchtigkeit wird von der
Sonne mit Gewalt herausgezogen, aber von der Bekleidung festge-
halten, so daß sie nicht von der Sonne zum Verschwinden gebracht
wird. Wenn man aber in den Schatten kommt, so schwitzt der ganze
Körper ohne Unterschied; denn die Sonne scheint nicht mehr darauf.
Darum fault Regenwasser am schnellsten von allen Wassern und be- 4
kommt einen schlechten Geruch, weil es von vielen Seiten zusammen-
gebracht und vermischt ist, so daß es schnell faulig wird. Dazu kommt: 5
wenn es (von der Sonne) angezogen und emporgehoben und während
seiner Bewegung mit der unteren Luftschicht vermischt wird, werden
seine dunklen und trüben Teile ausgeschieden und abgesondert, und

καὶ ἐξίσταται καὶ γίνεται ἠὴρ καὶ ὀμίχλη· τὸ δὲ λαμπρότατον καὶ κουφότατον αὐτοῦ λείπεται καὶ γλυκαίνεται ὑπὸ τοῦ ἡλίου καιόμενόν τε καὶ ἑψόμενον· γίγνεται δὲ καὶ τἆλλα πάντα [τὰ] ἑψόμενα ἀεὶ γλυκύτερα.
6 ἕως μὲν οὖν διεσκεδασμένον ⟨ἂν⟩ ᾖ καὶ μήπω ξυνεστήκῃ, φέρεται μετέωρον· ὁκόταν δέ κου ἀθροισθῇ καὶ ξυστραφῇ ἐς τωὐτὸ ὑπὸ ἀνέμων ἀλλήλοισιν ἐναντιωθέντων ἐξαίφνης, τότε καταρρήγνυται, ᾗ ἂν τύχῃ πλεῖστον ξυστραφέν· τότε γὰρ εἰκὸς τοῦτο μᾶλλον γίγνεσθαι, ὁκόταν τὰ νέφεα [μὴ] ὑπὸ ἀνέμου ⟨ξύ⟩στασιν ἔχοντα ὡρμημένα ἐόντα καὶ χωρέοντα ἐξαίφνης ἀντικόψῃ πνεῦμα ἐναντίον καὶ ἕτερα νέφεα· ἐνταῦθα ⟨τὰ⟩
36 μὲν πρῶτα αὐτοῦ | ξυστρέφεται, τὰ δὲ ὄπισθεν ἐπιφέρεται, [τε] καὶ οὕτω παχύνεται καὶ μελαίνεται καὶ ξυστρέφεται ἐς τωὐτὸ καὶ ὑπὸ βάρεος
7 καταρρήγνυται καὶ ὄμβροι γίνονται. ταῦτα μέν ἐστιν ἄριστα κατὰ τὸ εἰκός· δεῖται δὲ ἀφέψεσθαι καὶ ἀποσήπεσθαι· εἰ δὲ μή, ὀδμὴν ἴσχει πονηρήν, καὶ βράγχοι καὶ βῆχες καὶ βαρυφωνίη τοῖσι πίνουσι προσίσταται.
8 Τὰ δὲ ἀπὸ χιόνος καὶ κρυστάλλων πονηρὰ πάντα. ὁκόταν γὰρ ἅπαξ παγῇ, οὐκέτι ἐς τὴν ἀρχαίην φύσιν καθίσταται, ἀλλὰ τὸ μὲν αὐτοῦ λαμπρὸν καὶ κοῦφον καὶ γλυκὺ ἐκπήγνυται καὶ ἀφανίζεται, τὸ δὲ θολω-
9 δέστατον καὶ σταθμωδέστατον λείπεται. γνοίης δ᾽ ἂν ὧδε· εἰ γὰρ βούλει, ὅταν ᾖ χειμών, εἰς ἀγγεῖον μέτρῳ ἐγχέας ὕδωρ θεῖναι ἐς τὴν αἰθρίην, ἵνα πήξεται μάλιστα, ἔπειτα τῇ ὑστεραίῃ εἰσενεγκὼν εἰς ἀλέην, ὅκου χαλάσει μάλιστα ὁ παγετός, ὁκόταν δὲ λυθῇ, ἀναμετρέων τὸ ὕδωρ εὑρή-
10 σεις ἔλασσον συχνῷ. τοῦτο τεκμήριον, ὅτι ὑπὸ τῆς πήξιος ἀφανίζεται καὶ ἀναξηραίνεται τὸ κουφότατον καὶ λεπτότατον, οὐ γὰρ τὸ βαρύτατον καὶ παχύτατον· οὐ γὰρ ἂν δύναιτο. ταύτῃ οὖν νομίζω πονηρότατα

13sq.] *cf.* Oribas. Coll. med. V 1,8. V 16 15–44,2] *cf.* [Aristot.] Probl. phys. *deperditum ap.* Gell. XIX 5 *et* Macrob. Saturn. VII 25sq.

3 τὰ *del. Gad.*[Ald.] *Wilamowitz*: *non leg. Ḥun. Gal.* γλυκέα V (*Ḥun. Gal. Porph.*) 4 ἂν *addidi* ξυνεστήκει V 5 κου] ἅπαν *Gad. Ḥun.*: *om. Lat.*[p] (*Gal.*) ξυνστραφῇ V 6 ῥήγνυται *Gad.* 7 ξυνστραφέν V ἐοικὸς V γί(γ)νεσθαι *Gad. Lat.*[p]: γίγνεται V 8 μὴ *om. Lat.*[p] *Ḥun. Gal.*: *del. Kühlewein* ξύστασιν ἔχοντα *Kühlewein sec.* concursum habentes *Lat.*[p]: Ansammlung der Wolken *Ḥun.*: wenn die ... Wolken ... sich sammeln *Gal.*: στάσιν ἔχοντος V 9sq. τὰ μὲν πρῶτα *Koraes, id. Porph.*: quidem priores *Lat.*[p]: die ersten Wolken *Ḥun.* (*Gal.*): τὰ μὲν (πρῶτον) *Gad.*: μὲν πρῶτον V: τὸ μὲν πρῶτον *Ermerins* 10 αὐτῶν *Koraes*; *sed* αὐτοῦ *est* 'ibidem' (*cf. supra p. 40,11*) τὰ – 11 παχύνεται *om. Lat.*[p] τε *del. Koraes* 13 ἀποσήπεσθαι] demutare (demucare *Kühlewein*) *Lat.*; *cf.* οἱ γοῦν τὸ ἔτι σηπόμενον πίνοντες *Oribas.*: ἀποσήθεσθαι *Foesius vix recte* 14 βράγχοι καὶ βῆχες καὶ βαρυφωνίη *Gad. Ḥun.* (*cf. Oribas.*): καὶ βράγχος καὶ βαρυφωνίην V *Lat.* προίστασθαι V: *corr. Littré* 15 κρυστάλων V: *corr. Ald.* 17 ἐκπήγνυται *Gad.*: gelat *Lat.*: infolge des Gefrierens *Ḥun.*: ἐκκρίνεται V 19 ᾖ χειμὼν ἐς *Koraes*: fuerit hiemps ... in *Lat.*: in den Tagen des Winters ... in (ein Gefäß) *Ḥun.*: οἱ χειμῶνες V: χειμὼν εἰς *Gad.* 20 πήξηται V: *corr. Corn.*[2] τῇ ὑστεραίῃ *om. Ḥun. Gal.* 21 ἀναμετρέων *scripsi*: remetie⟨n⟩s *Lat.*: wenn du (das Wasser) mißt *Ḥun. Gal.*: ἀναμετρεῖν V

sie werden zu Nebel und dicker Luft. Seine klarsten und leichtesten
Teile aber bleiben und werden süß, da sie von der Sonne erwärmt und
gekocht werden. Es wird ja auch alles andere immer süßer, wenn es
gekocht wird. Solange es nun zerstreut und noch nicht zusammen- 6
geballt ist, bewegt es sich nach oben. Wenn es sich aber irgendwo
sammelt und an einer Stelle von Winden zusammengetrieben wird,
die plötzlich aufeinanderstoßen, dann bricht es herunter an der Stelle,
wo es am stärksten zusammengeballt ist. Man kann nämlich dann mit
Wahrscheinlichkeit dieses Ereignis erwarten, wenn auf die Wolken,
die, vom Winde zusammengetrieben, sich in Bewegung befinden und
dahinziehen, plötzlich ein entgegengesetzter Wind und andere Wolken
stoßen. Dann wird die erste Wolkenmasse zusammengezogen, anderes
kommt noch von hinten nach, und so wird es dick und schwarz, ballt
sich an derselben Stelle zusammen und bricht infolge seiner Schwere
hernieder, und so gibt es Regen. Dies ist also, wie zu vermuten, das 7
beste Wasser, doch muß es abgekocht und ihm die Fäulnis genommen
werden, sonst bekommt es einen schlechten Geruch, und die Trinkenden
bekommen Heiserkeit, Husten und rauhe Stimmen.

Alles Wasser aber, das von Schnee und Eis kommt, ist schädlich. 8
Denn wenn es einmal gefroren ist, so verwandelt es sich nicht mehr
in seine alte Natur zurück, sondern das Klare, Leichte und Süße wird
durch den Gefrierungsprozeß ausgeschieden und verschwindet, das
Trübste und Schwerste aber bleibt zurück. Das kann man sich fol- 9
gendermaßen klarmachen: Wenn man will, so gieße man im Winter in
ein Gefäß Wasser, das man abgemessen hat, und stelle es an die Luft,
da, wo es am stärksten gefriert; dann bringe man es am folgenden
Tage in die Sonne, wo das Eis am schnellsten schmilzt, und wenn es
geschmolzen ist, messe man das Wasser wieder nach, und dann wird
man finden, daß es viel weniger geworden ist. Das ist ein Beweis dafür, 10
daß infolge des Gefrierens das Leichteste und Dünnste verschwindet
und wegtrocknet, nicht natürlich das Schwerste und Dickste; denn
das wäre nicht möglich. Darum glaube ich, daß dies Wasser von Schnee

ταῦτα τὰ ὕδατα εἶναι τὰ ἀπὸ χιόνος καὶ κρυστάλλου καὶ τὰ τούτοισιν
ἑπόμενα πρὸς ἅπαντα χρήματα.
9. Περὶ μὲν οὖν ὀμβρίων ὑδάτων καὶ τῶν ἀπὸ χιόνος καὶ κρυστάλλων
οὕτως ἔχει· λιθιῶσι δὲ μάλιστα ἄνθρωποι καὶ ὑπὸ νεφριτίδων καὶ στραγγ-
ουρίης ἁλίσκονται καὶ ἰσχιαδικοὶ καὶ κηλῆται γίνονται, ὅκου ὕδατα
πίνουσι παντοδαπώτατα καὶ ἀπὸ ποταμῶν μεγάλων, εἰς οὓς ποταμοὶ
ἕτεροι ἐμβάλλουσι, καὶ ἀπὸ λίμνης, εἰς ἣν ῥεύματα πολλὰ καὶ παντο-
38 δαπὰ ἀφικνεῦνται, καὶ ὁκόσοι ὕδασιν ἐπακτοῖσι | χρέονται διὰ μακροῦ
2 ἀγομένοισι καὶ μὴ ἐκ βραχέος· οὐ γὰρ οἷόν τε ἕτερον ἑτέρῳ ἐοικέναι
ὕδωρ, ἀλλὰ τὰ μὲν γλυκέα εἶναι, τὰ δὲ ἁλυκά τε καὶ στυπτηριώδεα,
τὰ δὲ ἀπὸ θερμῶν ῥέειν· ξυμμισγόμενα δὲ ταῦτα ἐς τωὐτὸ ἀλλήλοισι
στασιάζει⟨ν ἀνάγκη⟩ καὶ κρατεῖν ἀεὶ τὸ ἰσχυρότατον· ἰσχύει δὲ οὐκ ἀεὶ
τωὐτό, ἀλλὰ ἄλλοτε ἄλλο κατὰ τὰ πνεύματα· τῷ μὲν γὰρ βορέης τὴν
ἰσχὺν παρέχεται, τῷ δὲ [ὁ] νότος, καὶ τῶν λοιπῶν πέρι ωὑτὸς λόγος·
ὑφίστασθαι οὖν τοῖσι τοιούτοισιν ἀνάγκη ἐν τοῖσιν ἀγγείοισιν ἰλὺν καὶ
ψάμμον, καὶ ἀπὸ τούτων πινομένων τὰ νοσήματα γίνεται τὰ προειρη-
μένα· ὅτι δὲ οὐχ ἅπασιν ἑξῆς, φράσω.
3 Ὁκόσων μὲν ἥ τε κοιλίη εὔροός τε καὶ ὑγιηρή ἐστι καὶ ἡ κύστις μὴ
πυρετώδης μηδὲ ὁ στόμαχος τῆς κύστιος ξυμπέφρακται λίην, οὗτοι μὲν
4 διουρεῦσι ῥηϊδίως καὶ ἐν τῇ κύστει οὐδὲν ξυστρέφεται· ὁκόσων δ᾽ ἂν
ἡ κοιλίη πυρετώδης ᾖ, ἀνάγκη καὶ τὴν κύστιν τωὐτὸ πάσχειν· ὁκόταν
γὰρ θερμανθῇ μᾶλλον τῆς φύσιος, ἐφλέγμηνεν αὐτῆς ὁ στόμαχος· ὁκόταν
δὲ ταῦτα πάθῃ, τὸ οὖρον οὐκ ἀφίησιν, ἀλλ᾽ ἐν ἑωυτῇ ξυνέψει καὶ ξυγ-
καίει, καὶ τὸ μὲν λεπτότατον αὐτοῦ ἀποκρίνεται καὶ τὸ καθαρώτατον
δίει⟨σι⟩ καὶ ἐξουρεῖται, τὸ δὲ παχύτατον καὶ θολωδέστατον ξυστρέφεται
καὶ ξυμπήγνυται, τὸ μὲν πρῶτον μικρόν, ἔπειτα ⟨δὲ⟩ μεῖζον γίγνεται·
κυλινδεύμενον γὰρ ὑπὸ τοῦ οὔρου, ὅτι ἂν ξυνίστηται παχύ, ξυναρμόζει
5 πρὸς ἑωυτὸ καὶ οὕτως αὔξεταί τε καὶ πωροῦται· καὶ ὁκόταν οὐρῇ, πρὸς

3sq. Περὶ – ἔχει *om. Gad. Ḥun. Gal.* 4 ὤνθρωποι *Kühlewein*: *fort. addendum est* οἱ νεφρίτιδος *Gad.*: nefretici *Lat.* 5 ἰσχιαδικοὶ *Gad.*: sciatici *Lat.*: ἰσχιάδων V κηλῆται *Koraes*: κηλῖται *Gad.*: celeste *sive* celites *Lat.*: κῆλαι V 6 ποταμοὶ *Lat. Ḥun. Gal. Koraes*: ποταμοὺς V 7 ἕτεροι] breite (εὐρέες ?) *Ḥun. Gal.* 8 ἐπακτοῖσι *om. Ḥun. Gal.* 9 καὶ – βραχέος *om. Ḥun. Gal.* 10 εἶναι *om. Lat.* 11 ταὐτὸν V 11sq. ἀλλήλοισι – καὶ *om. Ḥun. Gal.* 12 στασιάζειν ἀνάγκη] necessitatem altercantes *Lat.*: στασιάζει V: *correxi* ἀεὶ^{I}] einmal *Ḥun.*: zuzeiten *Gal.* ἀεὶ^{II} *om. Lat.* 13 κατὰ *Lat. Ḥun. Gal. Koraes*: καὶ V 14 ὁ *del. Wilamowitz* 16 πινευμένων V γίνεται] fieri *Lat.* 17 ὅτι – φράσω *om. Ḥun. Gal.* 18 ὁκόσων – 46,6 λιθιᾷ *desunt in Gal.* εὔροός] flate *Lat.*: weich *Ḥun.* ὑγιηρή *Koraes*: ὑγιηρής V: salubres *Lat.*: leicht *Ḥun.* 19 ξυμπέπρακται V 22 ἐφλήγμηνεν V *post* ἐφλ. *add.* cum vi *Lat.* 23 ἑωυτέῳ V ξυνέψει] hält zurück *Ḥun.* (συνέχει) 24 μὲν *om. Gad.* ἀποκρίνεται *om. Lat. Ḥun.* 25 δίεισι *Wilamowitz*: διεῖ V: manat *Lat.*: kommt heraus *Ḥun.* (*an* διίει? *cf. Überl., 18 adn. 45*) 25sq. ξυστρέφεται καὶ ξυμπήγνυται] retinetur et condensatur et conglutinatur *Lat.* 26 *ante* τὸ *add.* καὶ *Wilamowitz*: et primo quidem *Lat.*: doch . . . im Anfang *Ḥun.* ἔπειτα] ubi *Lat.* δὲ *add. Gad.*: at *Lat.*^{p} 27 γὰρ *om. Lat.*

und Eis und das damit verwandte zu jedem Gebrauch besonders schädlich ist.

9. So verhält es sich mit dem Regenwasser und dem Wasser von Schnee und Eis. Steinleidend aber und von Nierenkrankheiten und Harnzwang, von Hüftschmerz und Brüchen befallen werden die Menschen vor allem da, wo sie sehr verschiedenartiges Wasser trinken, etwa aus großen Flüssen, in die andere Flüsse münden, oder aus einem See, in den viele verschiedenartige Gewässer sich ergießen, außerdem diejenigen, die Leitungswasser trinken, das von fernher und nicht
aus der Nähe kommt. Denn unmöglich gleicht ein Wasser dem anderen, 2
sondern das eine ist süß, das andere salzig und alaunhaltig, anderes kommt aus warmen Quellen; und wenn sie in eins zusammengemischt werden, so werden sie notwendig miteinander streiten und jeweils das stärkste die Oberhand behalten. Stark ist aber nicht immer dasselbe, sondern einmal dies, einmal jenes, je nach den Winden; denn dem einen verleiht der Nordwind Stärke, dem anderen der Südwind, und für die übrigen gilt entsprechendes. Bei diesen (Wassern) bildet sich nun notwendig in den Gefäßen ein Niederschlag von Schlamm und Sand, und wenn man es trinkt, entstehen die oben genannten Krankheiten. Daß sie aber nicht alle Menschen ohne Unterschied befallen, das will ich zeigen.

Die Menschen, deren Verdauungsapparat gut funktioniert und ge- 3
sund ist, deren Blase nicht zur Entzündung neigt und deren Blasenhals nicht zu eng ist, urinieren leicht, und in ihrer Blase zieht sich
nichts zusammen. Bei denen aber, deren Leib sich leicht entzündet, 4
muß auch die Blase demselben Leiden ausgesetzt sein. Denn wenn sie mehr als normal erhitzt wird, so entzündet sich ihr Hals. Wenn aber dies geschieht, so läßt sie den Harn nicht ab, sondern verkocht und verbrennt ihn in sich selbst. Das Dünnste und Reinste von ihm wird ausgeschieden, läuft durch und wird abgelassen, das Dickste und Trübste aber ballt sich zusammen und verhärtet sich. Zuerst ist es klein, später wird es größer. Denn indem es von dem Harn hin- und hergewälzt wird, kristallisiert es alles, was sich dick zusammenballt,
an sich an, und so wächst es und wird zu einem Stein; und wenn der 5

τὸν στόμαχον τῆς κύστιος προσπίπτει ὑπὸ τοῦ οὔρου βιαζόμενον καὶ
κωλύει οὐρεῖν καὶ ὀδύνην παρέχει ἰσχυρήν, ὥστε τὰ αἰδοῖα τρίβουσι καὶ
ἕλκουσι τὰ παιδία τὰ λιθιῶντα· δοκεῖ γὰρ αὐτοῖσι τὸ αἴτιον ἐνταῦθα
6 εἶναι τῆς οὐρήσιος. τεκμήριον δὲ ὅτι οὕτως ἔχει· τὸ γὰρ οὖρον λαμπρό-
40 τατον οὐρεῦσιν οἱ λιθιῶντες, ὅτι | τὸ παχύτατον καὶ θολωδέστατον
7 αὐτοῦ μένει καὶ ξυστρέφεται. ⟨καὶ⟩ τὰ μὲν πλεῖστα οὕτω λιθιᾷ· γίνεται
δὲ πῶρος καὶ ἀπὸ τοῦ γάλακτος, ἢν μὴ ὑγιηρὸν ᾖ, ἀλλὰ θερμόν τε λίην
καὶ χολῶδες· τὴν γὰρ κοιλίην διαθερμαίνει καὶ τὴν κύστιν, ὥστε τὸ οὖρον
ξυγκαιόμενον ταῦτα πάσχειν· καί φημι ἄμεινον εἶναι τοῖσι παιδίοισι τὸν
οἶνον ὡς ὑδαρέστατον διδόναι· ἧσσον γὰρ τὰς φλέβας ξυγκαίει καὶ ξυναυ-
42 8 αίνει. τοῖσι δὲ θήλεσι λίθοι οὐ γίνονται ὁμοίως· ὁ γὰρ οὐρη|τὴρ βραχύς
ἐστιν ὁ τῆς κύστιος καὶ εὐρὺς ὥστε βιάζεσθαι τὸ οὖρον ῥηϊδίως· οὔτε
γὰρ τῇ χειρὶ τρίβει τὸ αἰδοῖον ὥσπερ τὸ ἄρσεν οὔτε ἅπτεται τοῦ οὐρη-
τῆρος· ἐς γὰρ τὰ αἰδοῖα ξυντέτρηνται· οἱ δὲ ἄνδρες οὐκ εὐθὺ τέτρηνται,
καὶ [διότι] οἱ οὐρητῆρες οὐκ εὐρέες· [καὶ πίνουσι πλεῖον ἢ οἱ παῖδες].

10. Περὶ μὲν οὖν τούτων ὧδε ἔχει ἢ ὅτι τούτων ἐγγύτατα. περὶ δὲ
τῶν ὡρέων ὧδε ἄν τις ἐνθυμεύμενος διαγιγνώσκοι, ὁκοῖόν τι μέλλει
2 ἔσεσθαι τὸ ἔτος, εἴτε νοσερὸν εἴτε ὑγιηρόν. ἢν μὲν γὰρ κατὰ λόγον
γένηται τὰ σημεῖα ἐπὶ τοῖσιν ἄστροισι δύνουσί τε καὶ ἐπιτέλλουσιν ἔν
τε τῷ μετοπώρῳ ὕδατα γένηται καὶ ὁ χειμὼν μέτριος καὶ μήτε λίην
εὔδιος μήτε ὑπερβάλλων τὸν καιρὸν τῷ ψύχει ἔν τε τῷ ἦρι ὕδατα γένηται
3 ὡραῖα καὶ ἐν τῷ θέρει, οὕτω τὸ ἔτος ὑγιεινότατον εἰκὸς εἶναι. ἢν δὲ ὁ μὲν
χειμὼν αὐχμηρὸς καὶ βόρειος γένηται, τὸ δὲ ἦρ ἔπομβρον καὶ νότιον,
ἀνάγκη τὸ θέρος πυρετῶδες γίνεσθαι καὶ ὀφθαλμίας ἐμποιεῖν· ὁκόταν

18–22] Gal. In Hipp. Aph. XVII B 575 K. 22–48,8] Gal. In Hipp. Aph. XVII B 578 K.; *cf.* Aristot. Probl. I 8

3 τὰ λιθιῶντα *om. Ḥun.* 4 τῆς οὐρήσιος] für das schwere Urinieren *Ḥun. interpretamento usus*: τῆς ὀδύνης *Cobet, 76 sq.* 5 οἱ λιθιῶντες] hii *Lat.* *de textus ordine in cod.* V *perturbato cf. praef. p. 7* θολωδέστατον] χολωδέστατον V 6 καὶ^{II} – λιθιᾷ *om. Ḥun.* καὶ^{II} *addidi*: et *Lat.* 7 πῶρος *Heiberg Lat. Ḥun. Gal.*: πόρος *Gad.*: πρὸς V 9 καί] qua ex causa *Lat.* (διὸ καὶ) 10 ἡδυρέστατον V συναυαίνει V: συνισχναίνει *Gad.*: co(an)gustat *Lat.*: dünn macht *Ḥun.*: macht ... eng *Gal.* 11 λίθοι οὐ] αἰδοίου V ὁμοίως *om. Ḥun. Gal.* ὁ γὰρ] οὐ γὰρ V 12 ὥστε – ῥηϊδίως *om. Ḥun. Gal. lemm., leg. Gal. comm.* βιάζεται V: *corr. van der Linden* 13 τὸ ἄρσεν] θαρσεῖς V 14 οἱ – τέτρηνται *om.* V: *pro spuriis hab. antiqui interpretes Hippocratis sec. comm. Galeni* εὐθὺ Barb.: εὐθὺς *Gad.*: *om. Lat. Ḥun. Gal.* τέτρηνται Barb.: τετήρηνται *Gad.* 15 καὶ διότι V *Lat.*: καὶ *Ḥun. Gal.*: διότι καὶ *Lesky, 75* οὐκ *om. Lat.* (*exc.* p^2) *Ḥun. Gal.*: *def. Lesky, 75*: εἰσιν *Corn.*^{2} καὶ – παῖδες *om. Ḥun. Gal.*: *delevi* 16 Περὶ – ἐγγύτατα *om. Ḥun. Gal.* 16 sq. δὲ τῶν ὡρέων *Koraes* (*sim. Lat. Ḥun. Gal.*): δ' ἐτῶν V: δὲ ὡραίων *Gad.* 17 διαγιγνώσκοι *Koraes* (*sim. Gal.*): διαγιγνώσκη V: διαγιγνώσκει *Gad.*: διαγιγνώσκοις *Lat. Ḥun.* μέλλοι V: *corr. Corn.*^{2} 18 ἔτεος V εἴτε ὑγιηρὸν εἴτε νοσερὸν *Ḥun. Gal.* 19 γίνηται V: *corr. Littré ex Gal. XVIIB 575,5 K.*: fuerint *Lat.* 23 ἔφομβρον V νότειον V 24 γίνεσθαι] εἶναι *Gad. Gal. XVII B 578,14 K.* *post* ὀφθαλμίας *add.* καὶ δυσεντερίας *Gad. Ḥun. Gal.*: *non expl. Aristot. Probl. I 8* ἐμποιεῖν] ἐγγίγνεσθαι *Gad. sec. Gal. XVII B 578,14 K.*

Kranke urinieren will, dann wird dieses Gebilde von dem Harn gegen
den Blasenhals gedrückt, hindert am Urinieren und verursacht starken
Schmerz. Daher reiben und ziehen die steinleidenden Knaben an den
Geschlechtsteilen, denn sie meinen, da sei die Stelle, wo sie urinieren
müßten. Folgendes ist ein Beweis dafür, daß es sich so verhält: die 6
Steinkranken scheiden besonders klaren Harn aus, weil das Dickste
und Trübste von ihm zurückbleibt und sich zusammenballt. Das ist
in den meisten Fällen der Grund für die Steinkrankheit. (Außerdem) 7
kommt der Blasenstein aber auch von der Milch, wenn sie nicht gesund
ist, sondern zu hitzig und zu sehr die Galle erregt. Denn dann erhitzt
sie den Bauch und die Blase, so daß mit dem Harn, der mit erhitzt
wird, dasselbe geschieht. Ferner sage ich, daß es besser ist, den Kindern
den Wein so stark wie möglich mit Wasser verdünnt zu geben; denn
dann verbrennt und vertrocknet er die Adern weniger. Die Mädchen 8
aber bekommen weniger Steine, denn die Harnröhre ist bei ihnen kurz
und weit, so daß sie den Harn leicht durchläßt; und sie reiben die
Geschlechtsteile nicht mit der Hand wie die Knaben und fassen nicht
an die Harnröhre; denn bei ihnen verläuft der Kanal (geradlinig) in
die Scham. Bei den Männern aber verläuft er nicht geradlinig, und
ihre Harnröhren sind nicht weit. [Außerdem trinken die Mädchen mehr
als die Knaben.]

10. Hiermit verhält es sich so oder so ähnlich. Auf die Jahreszeiten
aber muß man in folgendem Sinne achten, wenn man erkennen will,
wie das Jahr sein wird, ob gesund oder ungesund: Wenn die Zeichen 2
beim Auf- und Untergang der Gestirne normal sind, wenn es im Herbst
regnet, wenn der Winter gemäßigt und weder allzu mild noch von
übermäßiger Kälte ist und wenn es im Frühling und im Sommer zur
rechten Zeit regnet, dann wird das Jahr wahrscheinlich sehr gesund.
Wenn jedoch der Winter trocken ist und der Nordwind herrscht, es 3
im Frühling aber regnet und der Südwind weht, so ist der Sommer
notwendig voll Fieber und bringt Augenkrankheiten. Wenn nämlich

γὰρ τὸ πνῖγος ἐπιγένηται ἐξαίφνης τῆς [τε] γῆς ὑγρῆς ἐούσης ὑπὸ τῶν
44 ὄμβρων τῶν ἐα|ρινῶν καὶ ὑπὸ τοῦ νότου, ἀνάγκη διπλόον τὸ καῦμα
εἶναι ἀπό τε τῆς γῆς διαβρόχου ἐούσης καὶ θερμῆς καὶ ὑπὸ τοῦ ἡλίου
καίοντος, τῶν τε κοιλιῶν μὴ ξυνεστηκυιῶν τοῖσιν ἀνθρώποισι μήτε τοῦ
ἐγκεφάλου ἀνεξηρασμένου – οὐ γὰρ οἷόν τε τοῦ ἦρος τοιούτου ἐόντος
μὴ οὐ πλαδᾶν τὸ σῶμα καὶ τὴν σάρκα – [ὥστε] τοὺς πυρετοὺς ἐπι-
πίπτειν ὀξυτάτους ἅπασι, μάλιστα δὲ τοῖσι φλεγματίῃσι [τὰς δυσεντε-
ρίας εἰκός ἐστι γίγνεσθαι καὶ τῇσι γυναιξὶ καὶ τοῖς εἴδεσι τοῖς ὑγροτέροισι].
4 καὶ ἢν μὲν ἐπὶ κυνὸς ἐπιτολῇ ὕδωρ ἐπιγένηται καὶ χειμὼν καὶ οἱ ἐτησίαι
πνεύσωσι, ἐλπὶς παύσασθαι καὶ τὸ μετόπωρον ὑγιηρὸν γενέσθαι· ἢν
δὲ μή, κίνδυνος θανάτους τε γενέσθαι τοῖσι παιδίοισι καὶ τῇσι γυναιξί,
τοῖσι δὲ πρεσβύτῃσιν ἥκιστα, τούς τε περιγενομένους ἐς τεταρταίους
5 ἀποτελευτᾶν καὶ ἐκ τῶν τεταρταίων εἰς ὕδρωπας. ἢν δ' ὁ μὲν χειμὼν
νότιος γένηται καὶ ἔπομβρος καὶ εὔδιος, τὸ δὲ ἦρ βόρειόν τε καὶ αὐχμηρὸν
καὶ χειμέριον, πρῶτον μὲν τὰς γυναῖκας ὁκόσαι ἂν τύχωσιν ἐν γαστρὶ
46 ἔχουσαι καὶ ὁ τόκος αὐτῇσιν ᾖ πρὸς τὸ ἦρ, τιτρώσκε|σθαι εἰκός· ὁκόσαι
δ' ἂν καὶ τέκωσιν, ἀκρατέα τὰ παιδία τίκτειν καὶ νοσώδεα, ὥστε ἢ αὐτίκα
6 ἀπόλλυσθαι ἢ ζώειν λεπτά τε ἐόντα καὶ ἀσθενέα καὶ νοσώδεα. ταῦτα
μὲν τῇσι γυναιξί· τοῖσι δὲ λοιποῖσι δυσεντερίας καὶ ὀφθαλμίας ξηρὰς καὶ
ἐνίοισι κατάρρους ἀπὸ τῆς κεφαλῆς ἐπὶ τὸν πνεύμονα. τοῖσι μὲν οὖν φλεγ-
ματίῃσι τὰς δυσεντερίας εἰκὸς γίγνεσθαι καὶ τῇσι γυναιξὶ φλέγματος ἐπι-
καταρρυέντος ἀπὸ τοῦ ἐγκεφάλου διὰ τὴν ὑγρότητα τῆς φύσιος, τοῖσι
δὲ χολώδεσιν ὀφθαλμίας ξηρὰς διὰ τὴν θερμότητα καὶ ξηρότητα τῆς

2 ἀνάγκη] Gal. In Hipp. Aph. XVII B 584 K. 7sq.] *cf.* Gal. In Hipp. Aph. XVII B 583 K. 9–13] Gal. In Hipp. Aph. XVII B 583 K. 20–50,1] Gal. In Hipp. Aph. XVII B 588 K.

1 *post* ἐξαίφνης *add.* τοῦ θέρους *Gad. sec. Gal. XVII B 578,14 K.* τε *delevi*: *post* νότου (*l. 2*) *lac. ind. Castiglioni, 206* ὑπὸ – 3 ἐούσης *del. Gad.* 2 διπλόον τὸ] διάπλοόν τε V 4 ξυνεστηκουσῶν V: *corr. Gad.* 5 ἦρος] Luft (ἠέρος) *Ḥun. Gal.* 6 πλαδᾶν] φλυδᾶν *Gad., fort. recte* (*cf. Hipp. Morb. Sacr. 13 = VI 386,7 L.*): συντήκεσθαι *Gal. XVII B 579,4 K.* ὥστε *del. Pohlenz, 72sq.*: *om. Gad.*: und ... bei diesen *Ḥun.*: [a]ut *Lat.*[a] συνεμπίπτειν *Gad. ex Gal. XVII B 579,5 K.* 7 φλεγματίοισι *Gad.* 7 τὰς – 8 ὑγροτέρ. *delevi sec. Aristot. Probl. I 8* *post* τὰς *add.* δὲ *Gad.* (*ex Gal. XVII B 579,6 K.?*) 8 εἴδεσι] ἀνδράσι *Gal. XVII B 579,7 K.*: (Natur und) Mischung (*Ḥun.*) *Gal.* ὑγροτέροισι *Gad. sec. Gal. XVII B 579,7 K. Lat.*[p]: ὑγροτάτοισι V 12 *post* ἥκιστα *desinit Gal.* τε] δὲ *Lat. Gal. XVII B 583,15 K.* 14 νότειος V καὶ εὔδιος *om. Ḥun.* 16 αὐταίησιν V πρὸς τὸ ἦρ *Koraes sec. Hipp. Aph. III 12 = IV 490,8 L.*: ad vernum *Lat.*: πρὸς τῷ ἦρι V ἐκτιτρώσκεσθαι *Corn.*[2]: abortire *Lat.* (*cf. supra p. 28,10. 30,25*) εἰκός *om.* V *Ḥun.* 18 ζῶσι V: *corr. Koraes* ζώειν – νοσώδεα] leben schwach wegen ihrer Krankheit *Ḥun.* 18sq. ταῦτα – γυναιξί *om. Ḥun.* 22 διὰ – φύσιος] nach ihren Bäuchen *Ḥun.* 23 ὀφθαλμίαι ξηραὶ V: ὀφθαλμίας ξηρὰς *Lat. Gal. XVII B 588,13 K.* τῆς – 50,1 σαρκός] über ihre Körper *Ḥun.*

die Schwüle plötzlich eintritt, während die Erde noch vom Frühlings-
regen und vom Südwind feucht ist, dann ist notwendig die Hitze
doppelt stark, von der Erde her, die durchnäßt und warm ist, und
unter der Einwirkung der brennenden Sonne. Wenn nun das Leibes-
innere der Menschen nicht konsolidiert und ihr Gehirn nicht ab-
getrocknet ist – denn wenn der Frühling so beschaffen ist, so muß der
Körper und das Fleisch auf jeden Fall feucht sein –, so befallen Fieber
in sehr hitziger Form alle, vor allem die Menschen von schleimiger
Konstitution. Wenn dann beim Aufgang des Hundssterns (Sirius) 4
Regen und Sturm aufkommt und die Etesien wehen, ist Hoffnung,
daß (die Krankheiten) aufhören und der Herbst gesund wird. Sonst
besteht Gefahr, daß Todesfälle bei den Kindern und Frauen auftreten,
am wenigsten aber bei den alten Leuten, und daß die Krankheiten
bei denen, die sie überstehen, in Quartanfieber übergehen und aus dem
Quartanfieber in Wassersucht. Wenn aber der Winter unter der Wir- 5
kung des Südwinds steht und regnerisch und mild ist, im Frühling
aber der Nordwind weht und das Wetter trocken und stürmisch ist,
so werden erstens die Frauen, die gerade schwanger sind und die zu
Beginn des Frühjahrs gebären sollen, Fehlgeburten haben. Wenn sie
aber gebären, bekommen sie schwache und kränkliche Kinder, so daß
diese entweder gleich sterben oder zart, schwächlich und kränklich
am Leben bleiben. So geht es den Frauen. Die übrigen Menschen 6
werden von Ruhr und trockenen Augenkrankheiten befallen, einige
auch von Flüssen vom Kopf in die Lunge. Und zwar ist zu erwarten,
daß die schleimigen Konstitutionen und die Frauen von Ruhr er-
griffen werden, weil wegen der Feuchtigkeit ihrer Natur Schleim vom
Gehirn herabfließt; die Galligen aber bekommen trockene Augen-
krankheiten wegen der Wärme und Trockenheit ihres Fleisches und

σαρκός, τοῖσι δὲ πρεσβύτῃσι κατάρρους διὰ τὴν ἀραιότητα καὶ τὴν
ἔκτηξιν τῶν φλεβῶν, ὥστε ἐξαίφνης τοὺς μὲν [ὑπὸ φρενίτιδος] ἀπόλλυ-
7 σθαι, τοὺς δὲ παραπλήκτους γίνεσθαι τὰ δεξιά. ὁκόταν γὰρ τοῦ χειμῶνος
ἐόντος νοτίου καὶ θερμοῦ ⟨τὰ⟩ τοῦ σώματος μὴ ξυνίστηται μηδὲ ⟨αἱ⟩
φλέβες, τοῦ ἦρος ἐπιγινομένου βορείου καὶ αὐχμηροῦ καὶ ψυχροῦ ὁ ἐγκέ-
φαλος, ὁπηνίκα αὐτὸν ἔδει ἅμα τῷ ἦρι διαλύεσθαι καὶ καθαίρεσθαι ὑπό
48 τε κορύζης καὶ βράγχω⟨ν⟩, τη|νικαῦτα πήγνυταί τε καὶ ξυνίσταται· ὥστε
ἐξαίφνης τοῦ θέρεος ἐπιγενομένου καὶ τοῦ καύματος [καὶ τῆς μεταβολῆς
8 ἐπιγιγνομένης] ταῦτα τὰ νοσεύματα ἐπιπίπτειν. καὶ ὁκόσαι μὲν τῶν
πόλεων κέονταί τε καλῶς τοῦ ἡλίου καὶ τῶν πνευμάτων ὕδασί τε χρέ-
ονται ἀγαθοῖσιν, αὗται μὲν ἧσσον αἰσθάνονται τῶν τοιούτων μετα-
βολέων, ὁκόσαι δὲ ὕδασί τε ἑλείοισι χρέονται καὶ λιμνώδεσι κέονταί τε
9 μὴ καλῶς τῶν πνευμάτων καὶ τοῦ ἡλίου, αὗται δὲ μᾶλλον. κἢν μὲν τὸ
θέρος αὐχμηρὸν γένηται, θᾶσσον παύονται αἱ νοῦσοι, ἢν δὲ ἔπομβρον,
πολυχρόνιοι γίνονται, καὶ φαγεδαίνας κίνδυνος ἐγγίνεσθαι ἀπὸ πάσης
προφάσιος, ἢν ἕλκος ἐγγένηται, καὶ λειεντερίαι καὶ ὕδρωπες τελευτῶσι
τοῖσι νοσεύμασιν ἐπιγίγνονται· οὐ γὰρ ἀποξηραίνονται αἱ κοιλίαι ῥη-
10 ϊδίως. ἢν δὲ τὸ θέρος ἔπομβρον γένηται καὶ νότιον καὶ τὸ μετόπωρον
50 ⟨ὡσαύτως, τὸν⟩ χειμῶνα ἀνάγκη νοσερὸν εἶναι καὶ | τοῖσι φλεγματίῃσι
καὶ τοῖσι γεραιτέροισι τεσσαράκοντα ἐτέων καύσους γίγνεσθαι εἰκός,
11 τοῖσι δὲ χολώδεσι πλευρίτιδας καὶ περιπνευμονί[δ]ας. ἢν δὲ τὸ θέρος
αὐχμηρὸν γένηται καὶ βόρειον, τὸ δὲ μετόπωρον ἔπομβρον καὶ νότιον,
κεφαλαλγίας ἐς τὸν χειμῶνα καὶ σφακέλους τοῦ ἐγκεφάλου εἰκὸς γίγνεσθαι

1–3] Gal. In Hipp. Aph. XVII B 588sq. K. 18sq.] Gal. In Hipp. Aph. XVII B 591 K.

1 πρεσβύτῃσι] ἄγαν πρεσβυτέροισι *Gad. ex Gal. XVII B 588,17sq. K.*: senioribus *Lat.* ἁρμότητα V: *corr. Corn.*² *sec. Gal. XVII B 588,18 K.* 2 ἔκτασιν V: *corr. Gad. sec. Gal. XVII B 588,18 K.* ὑπὸ φρενίτιδος *om. Lat. Ḥun. Gal. XVII B 589,1 K.* Barb.: *del. Zwinger* 3 *post* δεξιὰ *add.* ἢ τὰ ἀριστερά *Gad. sec. Gal. XVII B 589,2 K.* 4 νοτείου V τὰ τοῦ σώματος Barb.: τοῦ σώματος V: corpore (non consistente) *Lat.*: die Körper *Ḥun.* *post* ξυνίστηται *add.* ὁ ἐγκέφαλος *Gad.*, sanguine *Lat.* αἱ *add. Koraes* 5 βορέου V: *corr. Corn.*² 6 ἔδει] oportebat *Lat.*: ἐλπὶς ἦν ἔδει *Gad.*: ἔλη V 7 βράγχω V: *corr. Ald.* 8sq. καὶ – ἐπιγιγνομένης *del. Wilamowitz* 10 τε[I]] γε V: *corr. Cobet, 77* 14 *post* αὐχμηρὸν *add.* und sehr heiß *Ḥun.* 15 γίνονται] efficiuntur morbi *Lat.*: dauern die Krankheiten (lang) *Ḥun.* κίνδυνος] κοινῶς V 16 γένηται *Wilamowitz* *post* ἐγγένηται *add.* τοῦ δὲ χειμῶνος ψυχροῦ V (*de ordine textus in* V *perturbato cf. praef. p. 7*) 18 μεθόπωρον V: *corr. Ald.*: φθινόπωρον *Gal. XVII B 591,15 K.* 19 ὡσαύτως τὸν *sec. Gal. XVII B 591,15 K. addidi*: ebenso *Ḥun.* φλεγματίοισι V 21 περιπνευμονίδας V: *corr. Ald.* 22 νότιον *et* βόρειον *hoc ordine praeb.* V *Lat. Ḥun., eodem ordine legisse videtur Gal. XVII B 591*: *rectum ordinem praeb.* Barb., *Hipp. Aphor. III 13 = IV 490,14sq. L.*, *Aristot. Probl. I 10*; *cf. Überl., 55. 132. 140sq.*

die alten Leute Flüsse wegen der Zartheit und Erschlaffung ihrer
Adern, so daß die einen plötzlich umkommen, die anderen auf der
rechten Seite schlagflüssig werden. Wenn nämlich während des warmen 7
Winters, der unter der Wirkung des Südwinds steht, der Körper und
die Adern sich nicht konsolidieren, wird das Gehirn beim Heran-
kommen des trockenen, kalten, unter dem Einfluß des Nordwinds
stehenden Frühlings zu einem Zeitpunkt, wo es zugleich mit dem
Frühling sich lösen und unter Schnupfen und Heiserkeit reinigen
müßte, fest und zieht sich zusammen, und dann treten, wenn plötz-
lich der Sommer und die Hitze [und damit ein Umschwung] kommt,
diese Krankheiten auf. Nun merken alle Städte, die günstig zur Sonne 8
und zu den Winden liegen und gutes Wasser haben, weniger von
diesen Veränderungen; alle aber, die Wasser aus Sümpfen und stehen-
den Gewässern haben und nicht günstig zu den Winden und zur Sonne
liegen, fühlen sie mehr. Wenn der Sommer dann trocken wird, hören 9
die Krankheiten schneller auf, wird er aber regnerisch, so werden sie
langwierig. Dann besteht die Gefahr, daß aus dem kleinsten Anlaß
Entzündungen auftreten, wenn sich jemand eine Wunde zugezogen
hat. Am Ende der Krankheiten kommt flüssiger Stuhl und Wasser-
sucht dazu; denn der Leib trocknet nicht leicht ab. Wenn aber der 10
Sommer regnerisch ist und unter der Einwirkung des Südwinds steht
und der Herbst ebenfalls, dann ist der Winter notwendig ungesund,
und wahrscheinlich werden die schleimigen Konstitutionen und die-
jenigen, die älter sind als vierzig Jahre, von Brennfiebern befallen,
die Galligen aber von Rippenfell- und Lungenentzündung. Wenn aber 11
der Sommer trocken ist und unter der Einwirkung des Nordwinds
steht, der Herbst aber regnerisch und unter dem Einfluß des Südwinds
ist, sind für den Winter Kopfschmerzen und Entzündungen im Gehirn

καὶ προσέτι βῆχας καὶ βράγχους καὶ κορύζας, ἐνίοισι δὲ καὶ φθίσιας.
12 ἢν δὲ βόρειόν τε ᾖ καὶ ἄνυδρον καὶ μήτε ἐπὶ τῷ κυνὶ γένηται ὕδωρ μήτε
ἐπὶ τῷ ἀρκτούρῳ, τοῖσι μὲν φλεγματίῃσι φύσει οὕτως ἂν ξυμφέροι μά-
λιστα καὶ τοῖσιν ὑγροῖσι τὰς φύσιας καὶ τῇσι γυναιξί, τοῖσι δὲ χολώδεσι
τοῦτο πολεμιώτατον γίγνεται· λίην γὰρ ἀναξηραίνονται καὶ ὀφθαλμίαι
αὐτοῖσιν ἐπιγίγνονται ξηραὶ καὶ πυρετοὶ ὀξέες καὶ πολυχρόνιοι, ἐνίοισι
⟨δὲ⟩ καὶ μελαγχολίαι· τῆς γὰρ χολῆς τὸ μὲν ὑγρότατον καὶ ὑδαρέστατον
ἀναξηραίνεται καὶ ἀναλίσκεται, τὸ δὲ παχύτατον καὶ δριμύτατον λείπε-
ται, καὶ τοῦ αἵματος κατὰ τὸν αὐτὸν λόγον, ἀφ' ὧν ταῦτα τὰ νοσεύ-
ματα αὐτοῖσι γίγνεται. τοῖσι δὲ φλεγματίῃσι πάντα ταῦτα ἀρωγά ἐστιν·
ἀποξηραίνονται γὰρ καὶ ἐς τὸν χειμῶνα ἀφικνεῦνται οὐ πλαδῶντες,
ἀλλ' ἀνεξηρασμένοι. [ἢν δὲ ὁ χειμὼν βόρειος γένηται καὶ ξηρός, τὸ δὲ
ἦρ νότιον καὶ ἔπομβρον, κατὰ τὸ θέρος ὀφθαλμίαι γίνονται ἰσχυραί,
τοῖσι δὲ παισὶ καὶ γυναιξὶ πυρετοί.]

11. Κατὰ ταῦτά τις ἐννοεύμενος καὶ σκοπεύμενος προειδείη ἂν τὰ
2 πλεῖστα τῶν μελλόντων ἔσεσθαι ἀπὸ τῶν μεταβολέων. φυλάσσεσθαι δὲ
χρὴ μάλιστα τὰς μεταβολὰς τῶν ὡρέων τὰς μεγίστας καὶ μήτε φάρμακον
52 διδόναι ἑκόντα μήτε κινεῖν ὅτι ἐς κοιλίην μήτε | τάμνειν, πρὶν παρέλθωσιν
3 [αἱ] ἡμέραι δέκα ἢ καὶ πλείονες. μέγισται δέ εἰσιν αἵδε καὶ ἐπικινδυνόταται·
ἡλίου τροπαὶ ἀμφότεραι καὶ μᾶλλον αἱ θεριναὶ καὶ αἱ ἰσημερίαι νομιζό-
4 μεναι εἶναι ἀμφότεραι, μᾶλλον δὲ αἱ μετοπωριναί. δεῖ δὲ καὶ τῶν ἄστρων
τὰς ἐπιτολὰς φυλάσσεσθαι, καὶ μάλιστα τοῦ κυνός, ἔπειτα ἀρκτούρου,

5–7] Gal. In Hipp. Aph. XVII B 595 K. 7–10] Gal. In Hipp. Aph. XVII B 596 K. 11sq.] Gal. In Hipp. Aph. XVII B 595 K. 16–19] *cf.* Ruf. *ap.* Oribas. Coll. med. VII 26,5 Aët. Lib. med. III 164

1 βῆχας καὶ βράγχους καὶ κορύζας *Lat. Ḥun., eundem ordinem praeb. Aphor. III 13 = IV 492,2 L.*: βράγχους καὶ κορύζας καὶ βῆχας V φύσηας V 2 ἐπὶ – μήτε *om.* V 3 οὕτως ἂν ξυμφέρῃ *Gad.*: sic convenit *Lat.*: haben Nutzen davon *Ḥun.*: ξυμφέροι V 7 δὲ *add.* Barb. *Gad. sec. Gal. XVII B 595,18 K. Lat.* 8 ἀναξηραίνεσθαι καὶ ἀναλίσκεσθαι *Gad.* (*cf. Überl., 30 adn. 72*): ἀποξηραίνεται καὶ ἀναλίσκεται *Gal. XVII B 596,2 K.*: ἀναλοῦται V: siccatur *Lat.*: verbrennt *Ḥun.* παχύτατον καὶ δριμύτατον] viscidum et pinguius et acrius *Lat.* 9 ἀφ' ὧν] ἄφνω V: *corr. Gad.* τὰ *Gad.*: *om.* V 10 ἀρωγά ἐστιν] πάρεστι *Gad.* 11sq. οὐ πλαδῶντες ἀλλ' *Gad. sec. Gal. XVII B 595,11 K. Lat.*: nicht weich *Ḥun.*: ὑπ' ἄλλων τ' ἐς ἄλλα V 12 ἀνεξηραμμένοι *Gal. XVII B 595,11 K.*: desiccati *Lat.*: ἀναξηραινόμενοι V 12 ἢν – 14 πυρετοί (*cf. supra p. 46,22–48,8*) *om. Ḥun., del. Gad. in ed. Iuntina sec. translationem Cornarii* (*cf. Überl., 27. 133*) 13 ἰσχυραί] στηραί *Gad.* 13sq. ἰσχυραί – πυρετοί] universis (πᾶσι) et febres *Lat.* 15 ταῦτά] πάντα *Gad.* ὁ νοσεύμενος V: ἐννοούμενος *Gad.*: considerans *Lat.*: nachdenkt *Ḥun.* 18 κινέειν *Ermerins, cf. Ruf.*: καίειν V *Ḥun. Lat.*[a] (causin adhibere): catarsin adhibere *Lat.*[p], *quem secutus Heiberg coni.* καθαίρειν, *cf. Aët.* 19 αἱ *del. van der Linden* 19 δὲ – 20 μᾶλλον *om. Gad.* αἵδε *Lat. Koraes*: αἱ δέκα V 20 αἱ . . . αἱ Barb.: *om.* V ἰσημερίαι *Lat. Heringa, 49*: ἰσημεριναὶ V: χειμεριναὶ *Ḥun.* 21 μεθοπωριναί V: *corr. Corn.*[1] 22 τοῦ – ἔπειτα *om. Ḥun.* ἐπι τα V

zu erwarten und außerdem Husten, Heiserkeit und Schnupfen, für
einige auch Schwindsucht. Wenn aber der Sommer im Zeichen des 12
Nordwinds steht und trocken ist und weder zur Zeit des Aufgangs des
Hundssterns (Sirius) Regen fällt noch beim Aufgang des Arkturos,
nützt das den schleimigen Konstitutionen am meisten, ferner denen,
die von Natur feucht sind, und den Frauen. Für die galligen Konstitutionen dagegen ist diese Entwicklung besonders ungünstig. Denn sie trocknen zu sehr aus, und es befallen sie trockene Augenkrankheiten und hitzige, langwierige Fieber, manche auch Melancholie. Von der Galle wird nämlich das Feuchteste und Wässerigste eingetrocknet und verbraucht, das Dickste und Schärfste aber bleibt zurück, und mit dem Blut ist es ebenso. Davon bekommen die Menschen diese Krankheiten. Den schleimigen Konstitutionen aber ist dies alles hilfreich, denn sie trocknen ab und kommen in den Winter nicht in feuchtem, sondern in trockenem Zustand.

11. Wenn man nach diesen Regeln beobachtet und forscht, so wird
man das meiste von dem vorauswissen, was die Übergänge von einer
Jahreszeit zur anderen bewirken werden. Achten muß man vor allem 2
auf die wichtigsten Übergänge und darf von sich aus weder ein
(Purgier)mittel geben, das auf den Bauch wirkt, noch schneiden, bevor
zehn Tage oder auch mehr vorübergegangen sind. Die wichtigsten 3
Daten, bei denen das Risiko am größten ist, sind die folgenden: beide
Sonnenwenden, und zwar mehr die sommerliche, und beide sogenannten
Tagundnachtgleichen, mehr aber die herbstliche. Man muß auch auf 4
die Aufgänge der Gestirne achten, am meisten auf den des Hundssterns (Sirius), dann auf den des Arkturos, und außerdem auf den

5 καὶ ἔτι πληιάδων δύσιν. τὰ [τε] γὰρ νοσεύματα μάλιστα ἐν ταύτῃσι
τῇσιν ἡμέρῃσι κρίνεται καὶ τὰ μὲν ἀποφθίνει, τὰ δὲ λήγει, τὰ δὲ ἄλλα
πάντα μεθίσταται εἰς ἕτερον εἶδος καὶ ἑτέρην κατάστασιν.

12. Περὶ μὲν ⟨οὖν⟩ τούτων οὕτως ἔχει· βούλομαι δὲ περὶ τῆς Ἀσίης
καὶ τῆς Εὐρώπης δέξαι, ὁκόσον διαφέρουσιν ἀλλήλων ἐς τὰ πάντα,
καὶ περὶ τῶν ἐθνέων τῆς μορφῆς, τί διαλλάσσει καὶ μηδὲν ἔοικεν ἀλλή-
2 λοισι. περὶ μὲν οὖν ἁπάντων πολὺς ἂν εἴη λόγος, περὶ δὲ τῶν μεγίστων
3 καὶ πλεῖστον διαφερόντων ἐρέω, ὥς μοι δοκεῖ ἔχειν. τὴν Ἀσίην πλεῖστον
διαφέρειν φημὶ τῆς Εὐρώπης ἐς τὰς φύσιας τῶν ξυμπάντων τῶν τε ἐκ
τῆς γῆς φυομένων καὶ τῶν ἀνθρώπων. πολὺ γὰρ καλλίονα καὶ μείζονα
πάντα γίγνεται ἐν τῇ Ἀσίῃ ἥ τε χώρη τῆς χώρης ἡμερωτέρη καὶ τὰ
4 ἤθεα τῶν ἀνθρώπων ἠπιώτερα καὶ εὐοργητότερα. τὸ δὲ αἴτιον τούτων
54 ἡ κρῆσις τῶν ὡρέων, ὅτι τοῦ ἡλίου ἐν μέσῳ τῶν | ἀνατολέων κεῖται
πρὸς τὴν ἠῶ τοῦ τε ψυχροῦ πορρωτέρω· τὴν δὲ αὔξησιν καὶ ἡμερότητα
παρέχει πλεῖστον ἁπάντων, ὁκόταν μηδὲν ᾖ ἐπικρατέον βιαίως, ἀλλὰ
5 παντὸς ἰσομοιρίη δυναστεύῃ. ἔχει δὲ κατὰ τὴν Ἀσίην οὐ πανταχῇ
ὁμοίως, ἀλλ' ὅση μὲν τῆς χώρης ἐν μέσῳ κεῖται τοῦ θερμοῦ καὶ τοῦ
ψυχροῦ, αὕτη μὲν εὐκαρποτάτη ἐστὶ καὶ εὐδενδροτάτη καὶ εὐδιεστάτη
καὶ ὕδασι καλλίστοισι κέχρηται τοῖσί τε οὐρανίοισι καὶ τοῖσιν ἐκ τῆς
γῆς· οὔτε γὰρ ὑπὸ τοῦ θερμοῦ ἐκκέκαυται λίην οὔτε ὑπὸ αὐχμῶν καὶ
ἀνυδρίης ἀναξηραίνεται οὔτε ὑπὸ ψύχεος βεβιασμένη ⟨οὔτε⟩ νοτίη τε

8–13] Gal. Scr. min. II 57,22–58,6 12 εὐοργητότερα] Gal. XIX 101,14 K.
20–56,1] Gal. Scr. min. II 58,17–19

1 ἐπὶ πληιάδων δύσει V: ἔτι τὴν πληιάδων δύσιν Barb.: pliadum occasum *Lat.*: dann vor dem Untergang der Plejaden *Ḥun.* τε *del. Koraes* *post* νοσεύματα *add.* τὰ μικρὰ *Gad.* 2 κρίνεται] prolixi sunt *Lat.*: langwierig sind *Ḥun.* (*an legerunt* μακρὰ γίνεται *pro* κρίνεται ?) ἀποφθίνει] ἀποκτείνει *Gad.* 4 οὖν *addidi sec. Lat.* (ergo) 4sq. τῆς Εὐρώπης καὶ τῆς Ἀσίης *Gad.* 5 δέξαι *Rüst, 16*: δεῖξαι V: λέξαι *Gad.*: dicere *Lat.*: beschreiben *Ḥun.* 6 τί] ὡς *Gad.*: quare *Lat.*: welcher Unterschied *Ḥun.*[xy]: die Menge des Unterschieds *Ḥun.*[z]: quotque diversitates *Ḥun.*[Lat.]: ὅτι *Koraes*: *an* διὰ τί ? (*cf. Philol. Suppl. 26,3,40*) μηθὲν V 8 *de ordine cod. Gad. cf. praef., p. 9* 10 τῆς *om. Gal. Scr. min. II 58,2* 11 ἥ – ἡμερωτέρη *om. Ḥun.* ἡμερωτέρη] uberior *Lat.* 12 ἤθεα *Gal. Scr. min. II 58,5*: Zustand der Seele *Ḥun.*[xy]: Zustände der Leute *Ḥun.*[z]: hominum qualitas *Ḥun.*[Lat.]: ἔθνεα V: gentes *Lat.* εὐοργητότερα *Heringa, 49 ex Gal. XIX 101,14 K.*: εὐεργότερα V: εὐεργετικώτερα *Gad.*: affectiores *Lat.*[p] (effectiores *Lat.*[a]): die Seelenarten sind besser *Ḥun.* (*cf.* ὀργαὶ γὰρ οἱ τρόποι *Gal. l. l.*) 13 κράσις V: usus *Lat.* (*qui legit* χρῆσις < κρῆσις, *cf. Rüst, 26*) 14 καὶ ἡμερότητα] competens *Lat.* 16 ἔχει] habere ... oportet *Lat.* 18 εὐδενδροτάτη] οὐ δενδροτάτη *Gad.*: aquosa *Lat.* εὐδιεστάτη] boni odoris *Lat.*: ihre Bäume sind groß und in den Himmel reichend *Ḥun.* 19 καλλίστοισ(ι) *Gad. Lat.*[p] (optimis) *Ḥun.*: κάλλιστα V *Lat.*[a] (optime) 21 ἀνεξήρανται *Gal. Scr. min. II 58,19* ψύχους V: ψύξιος *Gal. Scr. min. II 58,19* βεβιασμένη (*cf. infra p. 64,24*)] nehmen Schaden *Ḥun.*: πέπτεται *Gad.*: τέτται *vel* πέτται *Gal. Scr. min. II 58,19*: πέπεπται *coni. Wilamowitz* οὔτε *add. Koraes*: quoniam quidem (*om.* νοτίη) *Lat.*: denn *Ḥun.* (*leg.* ἅτε?): πιέζεται οὔτε *add. Pohlenz, 74*

Untergang der Plejaden. Denn die (langwierigen) Krankheiten ent- 5
scheiden sich vor allem in diesen Tagen; die einen enden tödlich, die
anderen hören auf, alle anderen schlagen um in eine andere Form und
einen anderen Zustand.

12. Soweit hierüber. Nun will ich über Asien und Europa dar-
legen, wie sehr sie in allem voneinander verschieden sind; besonders
will ich an der Gestalt der Völker zeigen, inwiefern sie sich unter-
scheiden und einander in keiner Weise gleichen. Über alle zu reden 2
wäre weitläufig; aber über die größten und am meisten voneinander
unterschiedenen will ich sagen, wie es sich mir zu verhalten scheint.
Asien, sage ich, ist ganz und gar verschieden von Europa in der 3
Natur von allem, sowohl dessen, was aus der Erde wächst, wie seiner
Bewohner. Denn alles ist viel schöner und größer in Asien, das Land
ist kultivierter, und die Sitten der Menschen sind sanfter und besser
geartet. Die Ursache hiervon ist die richtige Mischung des Klimas, 4
weil (Asien) nach Osten in der Mitte der Sonnenaufgänge, aber weiter
entfernt von der kalten Region liegt. Wachstum und Kultiviertheit
aber gibt es am allermeisten dann, wenn nichts gewalttätig vor-
herrscht, sondern über alles Ausgeglichenheit waltet. Die Zustände in 5
Asien sind aber nicht überall die gleichen, sondern es hat der Teil
des Landes, der in der Mitte zwischen dem Warmen und Kalten liegt,
die besten Früchte und Bäume, das mildeste Klima und das beste
Wasser vom Himmel und aus der Erde. Denn weder ist er zu sehr von
der Hitze verbrannt, noch wird er von Dürre und Wassermangel aus-
getrocknet, noch ist er von Kälte bedrückt noch feucht und durchnäßt

6 καὶ διάβροχός ἐστιν ὑπό τε ὄμβρων πολλῶν καὶ χιόνος. τά τε ὡραῖα
αὐτόθι πολλὰ εἰκὸς γίνεσθαι, ὅσα τε ἀπὸ σπερμάτων καὶ ὁκόσα αὐτὴ
ἡ γῆ ἀναδιδοῖ [φυτά], ὧν τοῖσι καρποῖσι χρέονται ἄνθρωποι ἡμεροῦντες
7 ἐξ ἀγρίων καὶ εἰς ἐπιτήδειον μεταφυτεύοντες· τά τε ἐντρεφόμενα κτήνεα
εὐθηνεῖν εἰκὸς καὶ μάλιστα τίκτειν τε πυκνότατα καὶ ἐκτρέφειν κάλλιστα·
8 τούς τε ἀνθρώπους εὐτραφέας εἶναι καὶ τὰ εἴδεα καλλίστους καὶ μεγέθει
μεγίστους καὶ ἥκιστα διαφόρους ἐς τά τε εἴδεα αὐτοὺς ἑωυτῶν καὶ τὰ
9 μεγέθεα. εἰκός τε τὴν χώρην ταύτην τοῦ ἦρος ἐγγύτατα εἶναι κατὰ τὴν
56 φύσιν καὶ τὴν μετριότητα | τῶν ὡρέων. τὸ δὲ ἀνδρεῖον καὶ τὸ ταλαίπωρον
καὶ τὸ ἔμπονον καὶ τὸ θυμοειδὲς οὐκ ἂν δύναιτο ἐν τοιαύτῃ φύσει ἐγγί-
10 γνεσθαι 〈. . .〉 μήτε ὁμοφύλου μήτε ἀλλοφύλου, ἀλλὰ τὴν ἡδονὴν κρα-
τεῖν· διότι πολύμορφα γίνεται τὰ ἐν τοῖσι θηρίοισι.

13. Περὶ μὲν οὖν Αἰγυπτίων καὶ Λιβύων οὕτως ἔχειν μοι δοκεῖ.
περὶ δὲ τῶν ἐν δεξιῇ τοῦ ἡλίου τῶν ἀνατολέων τῶν † χειμερινῶν †
μέχρι Μαιώτιδος λίμνης – οὗτος γὰρ ὅρος τῆς Εὐρώπης καὶ τῆς
2 Ἀσίης – ὧδε ἔχει περὶ αὐτῶν· τὰ δὲ ἔθνεα [ταυ]τὰ ταύτῃ διάφορα
αὐτὰ ἑωυτῶν μᾶλλόν ἐστι τῶν προδιηγημένων διὰ τὰς μεταβολὰς τῶν
3 ὡρέων καὶ τῆς χώρης τὴν φύσιν. ἔχει δὲ καὶ κατὰ τὴν γῆν ὁμοίως ἅπερ
καὶ κατὰ τοὺς [ἄλλους] ἀνθρώπους· ὅκου γὰρ αἱ ὧραι μεγίστας μετα-
58 βολὰς ποιεῦνται καὶ πυκνοτάτας, ἐκεῖ καὶ ἡ χώρη ἀγριω|τάτη καὶ ἀνω-
μαλωτάτη ἐστὶ καὶ εὑρήσεις ὄρεά τε πλεῖστα καὶ δάσεα καὶ πεδία καὶ

9–12] Gal. Scr. min. II 58,20–59,3

1 ὡραῖα] montes (ὄρεα) *Lat.* 2 ἐοικὸς V: *corr. Reinhold* γίνεται V: *corr. Corn.*: esse *Lat.* αὔτη V: *corr. Koraes*: eadem *Lat.*: von selber *Ḥun.* 3 φυτά *del. Wilamowitz* *ante* ἄνθρωποι *add.* οἱ *Corn.*[1] 4 μεταφυτέοντες V: *corr. Zwinger*: transferentes *Lat.*: und sie an passenden Orten einpflanzen *Ḥun.*: μεταφιτύοντες *Cobet, 82* 5 εὐθύνειν V: *corr. Koraes*: vegetari *Lat.* εὐτρέφειν *Gad.* 6 *post* ἀνθρώπους *add.* sind ein gutes Volk und ihre Sitten sind edel *Ḥun.* 7 sq. τά τε εἴδεα . . . καὶ τὰ μεγέθεα] in der Größe und der Stimme und der Schönheit *Ḥun.* αὐτοὺς ἑωυτῶν *Kühlewein*: αὐτοῦ V: σφίσιν ἑωυτοῖσιν *Gad.*: sibi *Lat.*: voneinander *Ḥun.* 8 προσεγγύτατα V: *corr. Gad.* (*sim. Lat. Ḥun.*) 9 ὀρέων *Gad.* ἀταλαίπωρον V *Gal. Scr. min. II 58,20*: *corr. van der Linden*: laboriosum *Lat.*: arbeitsam *Ḥun.* 10 ἔμπονον] geneigt zu Anstrengung *Ḥun.*: solidum (ἔμπεδον?) *Lat.*: εὔτονον *Gal. Scr. min. II 59,1*: ἔντονον *Wilamowitz* 11 *post* ἐγγίγνεσθαι *lac. statuit Zwinger*: *de lac. explenda cf. Aristot. HA 606 b 18 sqq. GA 746 b 7 sqq.* (*Schöne, RhMus. 73, 145*; *Pohlenz, 70*) οὔτε . . . οὔτε *Gal. Scr. min. II 59,2* κρατέει V: ἀνάγκη κρατεῖν *Gal. Scr. min. II 59,3* 14 *de ordine cod. Gad. cf. praef. p. 9* ἐν δεξιῇ] ἐξαντίης *sive* ἐναντία *sive* ἀντίξοα *tempt. Pohlenz, 71 sq.* χειμερινῶν V *Lat. Ḥun.*: θερινῶν *coni. Gad.*: ἰσημερινῶν *temptaverim, cf. Philol. Suppl. 26,3,73*: τῶν χειμ. *del. Heiberg sec.* Barb. 16 δὲ *del. Koraes*: *def. Verdenius, 17* ταῦτα ταύτῃ V: hec actenus *Lat.*: ταύτῃ *Wilamowitz*: τὰ ταύτῃ *Pohlenz, 74* διάφορα] τῇ διαφορήσει τὰ *Gad.*: speciem differentes *Lat.*: *an* διάφορα τὰ εἴδεα *scribendum?* 18 καὶ – φύσιν] naturales *Lat.* ἅπερ] que *Lat.*: ὥσπερ *Koraes*: κατάπερ *Pohlenz, 74* 19 ἄλλους *del. Koraes* 21 δάσεα *Wilamowitz*: δασέα V: nemorosos et excelsos *Lat.* πελιὰ V: *corr. Corn.*[1]

von viel Regen und Schnee. Natürlich wächst dort alles in reicher 6
Fülle, mag es nun gesät sein oder mag die Erde selbst es empor-
sprießen lassen. Die Früchte davon genießen die Menschen, indem sie
die wilden Gewächse kultivieren und für ihren Bedarf umpflanzen.
Das Vieh, das dort aufwächst, gedeiht ganz besonders prächtig und 7
kann besonders viele Junge werfen und sie sehr gut großziehen. Die 8
Menschen sind wohlgeraten, besonders schön an Gestalt, groß im
Wuchs und sehr wenig voneinander verschieden an Aussehen und Größe.
Dieses Land kommt begreiflicherweise dem Frühling sehr nahe in sei- 9
ner Natur und der Mäßigung seines Klimas. Tapferkeit aber, Abhär-
tung, Arbeitsamkeit und Mut kann in solcher Natur nicht entstehen.

* *
*

(Die Tiere an den Tränkstellen in Afrika enthalten sich bei der Begat- 10
tung) weder des Gleichstämmigen noch des Fremdstämmigen, sondern
sie treiben es, wie sie lustig sind. Darum entsteht dort eine vielgestaltige
Tierwelt.

13. So verhält es sich also nach meiner Meinung mit den Ägyptern
und Libyern. Was aber die Menschen zur Rechten des Sonnenauf-
gangs bis hin zum Maiotischen See betrifft – das ist die Grenze
zwischen Europa und Asien –, so verhält es sich folgendermaßen
mit ihnen: Die Völker in dieser Gegend der Erde sind mehr vonein- 2
ander unterschieden als die vorerwähnten wegen der Schwankungen
im Klima und entsprechend der Natur des Landes. Es verhält sich 3
nämlich mit der Bodenbeschaffenheit ähnlich wie mit den Menschen.
Wo das Klima starken Schwankungen in dichter Folge unterworfen
ist, da ist auch die Landschaft besonders wild und ungleichmäßig, und
man wird (dort) sehr viele Berge, dichte Wälder, Ebenen und Wiesen

λειμῶνας ἐόντας· ὅκου δὲ αἱ ὧραι μὴ μέγα διαλλάσσουσιν, ἐκείνοισιν ἡ
4 χώρη ὁμαλωτάτη ἐστίν. οὕτω δὲ ἔχει καὶ περὶ τῶν ἀνθρώπων, εἴ τις
βούλεται ἐνθυμεῖσθαι· εἰσὶ γὰρ φύσιες αἱ μὲν ὄρεσιν ἐοικυῖαι δενδρώδεσί
τε καὶ ἐφύδροισιν, αἱ δὲ λεπτοῖσί τε καὶ ἀνύδροισιν, αἱ δὲ λειμακωδεστέ-
5 ροισί τε καὶ ἑλώδεσιν, αἱ δὲ πεδίῳ τε καὶ ψιλῇ καὶ ξηρῇ γῇ. αἱ γὰρ ὧραι
αἱ μεταλλάσσουσαι τῆς μορφῆς τὴν φύσιν εἰσὶ διάφοροι· ἢν δὲ διάφοροι
ἔωσι μέγα σφῶν αὐτέων, διαφοραὶ καὶ πλείονες γίνονται τοῖσιν εἴδεσιν.
14. Καὶ ὁκόσα μὲν ὀλίγον διαφέρει τῶν ἐθνέων, παραλείψω, ὁκόσα δὲ
μεγάλα ἢ φύσει ἢ νόμῳ, ἐρέω περὶ αὐτῶν ὡς ἔχει, καὶ πρῶτον περὶ
2 τῶν Μακροκεφάλων. τούτων γὰρ οὐκ ἔστιν ἄλλο ἔθνος ὁμοίας τὰς
κεφαλὰς ἔχον οὐδέν· τὴν μὲν γὰρ ἀρχὴν ὁ νόμος αἰτιώτατος ἐγένετο τοῦ
3 μήκεος τῆς κεφαλῆς, νῦν δὲ καὶ ἡ φύσις ξυμβάλλεται τῷ νόμῳ. τοὺς γὰρ
μακροτάτην ἔχοντας τὴν κεφαλὴν γενναιοτάτους ἡγεῦνται, ἔχει δὲ περὶ
⟨τοῦ⟩ νόμου ὧδε· τὸ παιδίον ὁκόταν γένηται τάχιστα, τὴν κεφαλὴν
αὐτοῦ ἔτι ἁπαλὴν ἐοῦσαν [μαλακοῦ ἐόντος] ἀναπλάσσουσι τῇσι χερσὶ
καὶ ἀναγκάζουσιν ἐς τὸ μῆκος αὔξεσθαι δεσμά τε προσφέροντες καὶ τεχ-
νήματα ἐπιτήδεια, ὑφ' ὧν τὸ μὲν σφαιροειδὲς τῆς κεφαλῆς κακοῦται, τὸ
4 δὲ μῆκος αὔξεται. οὕτω τὴν ἀρχὴν ὁ νόμος κατειργάσατο, ὥστε τοι-
αύτην [τὴν φύσιν] γενέσθαι· τοῦ δὲ χρόνου προιόντος ἐν φύσει ἐγένετο,
60 5 ὥστε τὸν νόμον ⟨μοῦνον⟩ μηκέτι | ἀναγκάζειν. ὁ γὰρ γόνος πανταχόθεν
ἔρχεται τοῦ σώματος ἀπό τε τῶν ὑγιηρῶν ὑγιηρὸς [καὶ] ἀπό τε τῶν
νοσερῶν νοσερός· εἰ οὖν γίγνονται ἔκ τε [τῶν] φαλακρῶν φαλακροὶ καὶ
ἐκ γλαυκῶν γλαυκοὶ καὶ ἐκ διεστραμμένων στρεβλοὶ ὡς ἐπὶ τὸ πλῆθος
καὶ περὶ τῆς ἄλλης μορφῆς ωὑτὸς λόγος, τί κωλύει καὶ ἐκ μακροκεφάλου
6 μακροκέφαλον γίγνεσθαι; νῦν δ' ὁμοίως οὐκέτι γίγνονται ᾗ πρότερον·
ὁ γὰρ νόμος οὐκέτι ἰσχύει διὰ τὴν ὁμιλίην τῶν ἀνθρώπων.

4 λειμακωδεστέροισί] Erotian. 57,18sq. 23 στρεβλοὶ] *cf.* Gal. XIX 141,8 K. 26 ὁμιλίην] Erotian. 65,7–12

1 λειμῶνας] stagna (λίμνας) *Lat.* μέγα διαλλάσσουσιν *Gad.; sim. Lat. Ḥun.*: μεγάλαι ἀλλάσσουσιν V 3 γὰρ] autem *Lat.* 4 λειμακωδεστέροις *Kühlewein ex Erotiano* (*cf. infra p. 66,1*): λειμακεστέροις V: λιμνακωδεστέροις *Gad.*: stagnosis *Lat.*: mit viel Blumen *Ḥun.*[xyz]: multamque herbarum varietatem *Ḥun.*[Lat.] 6 δὲ] enim *Lat.* 7 μέγα *Koraes*: μετὰ V: inter *Lat.*: voneinander *Ḥun.* καὶ *om. Gad.*: ergo *Lat.* 9 μεγάλα] plurimum *Lat.*: μέγα *Pohlenz, 74* 10 ὁμοίως *Ald.*: similiter *Lat.* 11 ἔχον] *in* ha *desinit cod. Lat.*[a] 13sq. περὶ τοῦ νόμου *Pohlenz, 74*: περὶ νόμου V: *del. Wilamowitz* 15 μαλακοῦ ἐόντος] et diligato (*i. e.* delicatum) *Lat.*[p]: *om. Ḥun.*: *del. Reinhold* ἀναπλάσσουσι *Gad.*: ἀναπλήσσουσι V: deprimunt *Lat.*[p]: machen *Ḥun.* 18 οὕτω *Gad. Lat.*[p]: durch diese Sitte *Ḥun.*: αὐτὸς V *post* ὥστε *add.* ὑπὸ βίης *Gad.* 19 τὴν φύσιν *del. Pohlenz, 74* 20 μοῦνον *Lat.*[p] *Ḥun.*: *add. Jacoby, 534* 21 τοῦ σώματος *trsp. post* καὶ V καὶ *del. Corn.*[1] 22 τῶν *del. Kühlewein* 23 *ante* γλαυκῶν *add.* τῶν *Gad.* 23sq. ὡς – λόγος *om. Ḥun.* 25sq. νῦν – ἀνθρώπων *del. Jacoby, 531–535* 25 οὐκέτι *om. Lat.*[p] ᾗ *Heiberg*: ἢ V: ut *Lat.*[p]: so wie *Ḥun.*: ὡς *Corn.* 26 ὁμιλίην *Gad. Ḥun. Erotian. 65,7*: ἀμέλειαν V *Lat.*[p]: mit anderen Menschen *Ḥun.* (*leg.* ἄλλων *ante* ἀνθρώπων*?*)

nebeneinander finden. Wo aber die Jahreszeiten nicht sehr vonein-
ander verschieden sind, da ist das Land sehr ebenmäßig. So ist es 4
auch mit den Menschen, wenn man darauf achtet. Denn manche Typen
gleichen wald- und wasserreichen Bergen, andere dürren und wasser-
armen Gebirgen, manche sind wie Wiesen- und Sumpfgelände und
wieder andere wie eine Ebene und kahles, trockenes Land. Denn die 5
Jahreszeiten, die die Beschaffenheit der menschlichen Gestalt ver-
ändern, sind verschieden; wenn sie aber sehr voneinander verschieden
sind, dann zeigen sich auch mehr Verschiedenheiten in den Gestalten.

14. Die Völker, die sich wenig (voneinander) unterscheiden, will ich
übergehen; über die aber, die nach Natur und Sitte sehr verschieden
sind, will ich sagen, wie es mit ihnen ist, und zwar zuerst über die
Makrokephalen. Es gibt kein anderes Volk, das ähnliche Köpfe hat 2
wie sie. Und zwar war zunächst die Sitte die Grundursache für die
Länge ihrer Köpfe; jetzt aber wirkt die Natur mit der Sitte zusammen.
Da die *Makrokephalen* nämlich die Menschen, die einen besonders 3
langen Kopf haben, für die vornehmsten halten, führten sie folgenden
Brauch ein: Gleich wenn das Kind geboren wird, formen sie seinen
Kopf, solange er noch weich ist, mit den Händen um und zwingen ihn,
in die Länge zu wachsen, indem sie Bandagen und geeignete Vor-
richtungen anlegen, durch die die Rundung des Kopfes beeinträchtigt
wird, die Länge aber wächst. So bewirkte zunächst die Sitte, daß die 4
Köpfe unter gewaltsamer Einwirkung diese Form annahmen; mit der
Zeit aber wurde diese Eigenschaft zur Natur, so daß die Sitte nicht
mehr allein ihre zwingende Wirkung ausübte. Denn der Samen kommt 5
von allen Teilen des Körpers, von den gesunden gesunder, von den
kranken kranker. Wenn nun durchweg aus Kahlköpfigen Kahlköpfige
entstehen, aus Blauäugigen Blauäugige und aus Schielenden Schielende
und von der übrigen Gestalt dasselbe gilt, warum sollte dann nicht
auch aus einem Langköpfigen ein Langkopf entstehen? Jetzt aller- 6
dings gibt es dort die Langköpfe nicht mehr in der gleichen Weise wie
früher, denn die Sitte gilt wegen des Umgangs mit anderen Menschen
dort nicht mehr.

15. Περὶ μὲν οὖν τούτων οὕτως ἔχειν μοι δοκεῖ, περὶ δὲ τῶν ἐν Φάσει·
ἡ χώρη ἐκείνη ἑλώδης ἐστὶ καὶ θερμὴ καὶ ὑδατεινὴ καὶ δασεῖα ὄμβροι
2 τε αὐτόθι γίγνονται πᾶσαν ὥρην πολλοί τε καὶ ἰσχυροί, ἥ τε δίαιτα
τοῖσιν ἀνθρώποισιν ἐν τοῖσιν ἕλεσίν ἐστι τά τε οἰκήματα ξύλινα καὶ
καλάμινα ἐν τοῖσιν ὕδασι μεμηχανημένα, ὀλίγῃ τε χρέονται βαδίσει κατὰ
τὴν πόλιν καὶ τὸ ἐμπόριον, ἀλλὰ μονοξύλοισι διαπλέουσιν ἄνω καὶ κάτω·
3 διώρυγες γὰρ πολλαί εἰσι. τὰ δὲ ὕδατα θερμὰ καὶ στάσιμα πίνουσιν
ὑπό τε τοῦ ἡλίου σηπόμενα καὶ ὑπὸ τῶν ὄμβρων ἐπαυξόμενα, αὐτός τε
4 ὁ Φᾶσις στασιμώτατος πάντων τῶν ποταμῶν καὶ ῥέων ἠπιώτατα. οἵ
τε καρποὶ ⟨οἱ⟩ γιγνόμενοι αὐτόθι πάντες ἀναλδέες εἰσὶ καὶ τεθηλυσμένοι
καὶ ἀτελέες ὑπὸ πολυπληθείης τοῦ ὕδατος, διὸ καὶ οὐ πεπαίνονται· ἠήρ
5 τε πολὺς κατέχει τὴν χώρην ἀπὸ τῶν ὑδάτων. διὰ ταύτας δὴ τὰς |
62 προφάσιας τὰ εἴδεα ἀπηλλαγμένα τῶν λοιπῶν ἀνθρώπων ἔχουσιν οἱ
Φασιηνοί· τά τε γὰρ μεγέθεα μεγάλοι, τὰ πάχεα δ' ὑπερπάχητες ἄρ-
θρον τε κατάδηλον οὐδὲν οὐδὲ φλὲψ τήν τε χροιὴν ὕπωχρον ἔχουσιν
ὥσπερ ὑπὸ ἰκτέρου ἐχόμενοι φθέγγονταί τε βαρύτατον ἀνθρώπων τῷ
ἠέρι χρεώμενοι οὐ λαμπρῷ, ἀλλὰ χνοώδει τε καὶ διερῷ, πρός τε τὸ ταλαι-
6 πωρεῖν τὸ σῶμα ἀργότεροι πεφύκασιν· αἵ τε ὧραι οὐ πολὺ μεταλλάσ-
σουσιν οὔτε πρὸς τὸ πνῖγος οὔτε πρὸς τὸ ψῦχος τά τε πνεύματα ⟨τὰ⟩
πολλὰ νότια πλὴν αὔρης μιῆς ἐπιχωρίης· αὕτη δὲ πνέει ἐνίοτε βίαιος
καὶ χαλεπὴ καὶ θερμή, καὶ κέγχρωνα ὀνομάζουσι τοῦτο τὸ πνεῦμα. ὁ δὲ
βορέης οὐ σφόδρα ἀφικνεῖται, ὁκόταν δὲ πνέῃ, ἀσθενὴς καὶ βληχρός.

10 ἀναλδέες] Erotian. 16,14 16 ἰκτέρου] Erotian. 88,11 ὑδεροῦν *fort. huc trahendum; cf. app. test. ad p. 36,22 spectantem* 17 διερῷ] *cf.* Erotian. 57,20 Gal. XIX 118,11 K. (λιβρῷ)

1 Περὶ — δοκεῖ *om. Ḥun., ut solet* ἔχειν *om.* V 2 καὶ θερμὴ *om. Lat.*ᵖ 3 πᾶσαν ὥρην *om. Ḥun.* 4 τε] autem *Lat.*ᵖ 5 ὕδασι] in den Sümpfen *Ḥun.* τε] autem *Lat.*ᵖ *ante* βαδίσει *add.* τῇ *Koraes* 6 διαπλείουσιν V 7 διώρυγες — εἰσι] weil die Orte bei ihnen auf- und absteigen *Ḥun.* πίνουσιν] omnibus *Lat.*ᵖ (πᾶσιν?) 9 φάσιος V: *om. Lat.*ᵖ 10 οἱ *add. Koraes* αὐτόθι] ibidem *Lat.*ᵖ: jenes Landes *Ḥun.*: αὐτέοι V ἀναλδέες *Koraes ex Erotiano*: ἄναλθές V: immatures *Lat.*ᵖ: haben keinen Wohlgeschmack *Ḥun.* καὶ τεθηλυσμένοι] et corrupti *Lat.*ᵖ: und sind weich *Ḥun.*: κατεθηλυσμένοι V 11 καὶ[II] *om. Lat.*ᵖ 14 τε γὰρ] autem *Lat.*ᵖ ὑπερπαχέες *a Corn.*[1] *ad Littraeum editores* 15 ὕπωχρον *Gad.* (*cf. Aristot. Probl. XIV 12, 910 a 4*): sticht ins Blasse (Gelbe) *Ḥun.*: ὠχρὴν V: pallidum *Lat.*ᵖ 16 ἰκτέρου] an gelbem Wasser *Ḥun.*: ydropis *Lat.*ᵖ, *cf. Erotian.* φθέγγονταί — 19 ψῦχος *om. Ḥun.* 17 χροώμενοι V χνοώδει τε καὶ διερῷ] νοτώδει καὶ θολερῷ *Gad.*: austrino et turbulento *Lat.*ᵖ (λιβρῷ *Erotian. Gal.*) προσταλαιπωρέειν τε V: πρὸς τῷ ταλ. τε *Gad.*: ad enim exercendum *Lat.*ᵖ: *corr. Koraes* 19 τὰ[II] *add. Koraes* 20 αὔρης *Lat.*ᵖ *Ḥun.*: αὐτῆς V: *corr. Foesius* 21 καὶ[III] *del. Reinhold* κέγχρονα *editores* 22 βλιχός V: lentus *Lat.*ᵖ: *om. Ḥun.*: *corr. Ald.*

15. So viel über diese. Nun aber über die Leute am Phasis. Das
Land dort ist sumpfig, warm, wasserreich und dicht bewachsen, und
Regen fällt dort zu jeder Zeit des Jahres reichlich und stark. Die 2
Menschen leben in den Sümpfen, und ihre Häuser aus Holz und Rohr
sind ins Wasser gebaut. Sie gehen nur wenig zu Fuß, nämlich in der
Stadt und am Hafen. Sonst fahren sie in Einbäumen hin und her,
denn es gibt dort viele Kanäle. Das Wasser, das sie trinken, ist warm 3
und stehend, es fault unter der Wirkung der Sonne und wird vom
Regen gespeist. Der Phasis selbst ist der langsamste aller Flüsse und
fließt mit ganz geringem Gefälle. Die Früchte, die dort wachsen, werden 4
alle nicht prall und reif und sind unfruchtbar wegen des Übermaßes
an Wasser, wodurch der Reifungsprozeß verhindert wird. Vielfach
steigt Nebel aus dem Wasser auf und lagert über dem Land. Aus diesen 5
Ursachen haben die Leute am Phasis Gestalten, die ganz verschieden
von denen der übrigen Menschen sind. An Wuchs sind sie groß, an
Leibesumfang übermäßig dick, so daß man kein Gelenk und keine
Ader an ihnen sehen kann. Ihre Farbe ist ziemlich gelb, als ob sie von
Gelbsucht ergriffen wären, und sie haben eine tiefere Stimme als andere
Menschen, da sie keine klare, sondern diesige und finstere Luft ein-
atmen. Sie sind von Natur ziemlich unlustig, Anstrengungen auf sich
zu nehmen. Das Klima zeigt keine großen Veränderungen, weder nach 6
der Hitze noch nach der Kälte hin. Die Winde sind dort meistens
feucht, bis auf einen, der bei ihnen einheimisch ist; dieser weht bis-
weilen kräftig, lästig und heiß, und sie nennen ihn Kenchrōn. Der
Nordwind kommt kaum dorthin, und wenn er weht, so ist er (nur)
schwach und kümmerlich.

16. Καὶ περὶ μὲν τῆς φύσιος καὶ τῶν διαφορέων [καὶ] τῆς μορφῆς
τῶν ἐν τῇ 'Ασίῃ [καὶ τῇ Εὐρώπῃ] οὕτως ἔχει· περὶ δὲ τῆς ἀθυμίης
τῶν ἀνθρώπων καὶ τῆς ἀνανδρείης, ὅτι ἀπολεμώτεροί εἰσι τῶν Εὐρω-
παίων οἱ 'Ασιηνοὶ καὶ ἡμερώτεροι τὰ ἤθεα, αἱ ὧραι αἴτιαι μάλιστα
οὐ μεγάλας τὰς μεταβολὰς ποιεύμεναι οὔτε ἐπὶ τὸ θερμὸν οὔτε ἐπὶ τὸ
2 ψυχρόν, ἀλλὰ παραπλήσιαι ⟨ἐοῦσαι⟩· οὐ γὰρ γίγνονται ἐκπλήξιες
64 τῆς γνώμης οὔτε μετάστασις ἰσχυρὴ | τοῦ σώματος, ἀπ' ὅτων εἰκὸς
τὴν ὀργὴν ἀγριοῦσθαί τε καὶ τοῦ ἀγνώμονος καὶ θυμοειδέος μετέχειν
μᾶλλον ἢ ἐν τῷ αὐτῷ ἀεὶ ἐόντα⟨ς⟩· αἱ γὰρ μεταβολαί εἰσι τῶν πάντων
3 αἱ ἐπεγείρουσαι τὴν γνώμην τοῦ ἀνθρώπου καὶ οὐκ ἐῶσαι ἀτρεμίζειν. διὰ
ταύτας ἐμοὶ δοκεῖ τὰς προφάσιας ἄναλκες εἶναι τὸ γένος τὸ 'Ασιηνὸν
4 καὶ προσέτι διὰ τοὺς νόμους· τῆς γὰρ 'Ασίης τὰ πολλὰ βασιλεύεται·
ὅκου δὲ μὴ αὐτοὶ ἑωυτῶν εἰσι καρτεροὶ ⟨οἱ⟩ ἄνθρωποι μηδὲ αὐτόνομοι,
ἀλλὰ δεσπόζονται, οὐ περὶ τούτου αὐτοῖσιν ὁ λόγος ἐστίν, ὅκως τὰ
5 πολέμια ἀσκήσωσιν, ἀλλ' ὅκως μὴ δόξωσι μάχιμοι εἶναι. οἱ γὰρ κίνδυνοι
οὐχ ὅμοιοί εἰσι· τοὺς μὲν γὰρ στρατεύεσθαι εἰκὸς καὶ ταλαιπωρεῖν καὶ
ἀποθνῄσκειν ἐξ ἀνάγκης ὑπὲρ τῶν δεσποτέων ἀπό τε παιδίων καὶ γυ-
ναικὸς ἐόντας καὶ τῶν λοιπῶν φίλων· καὶ ὁκόσα μὲν ἂν χρηστὰ καὶ ἀν-
δρεῖα ἐργάσωνται, οἱ δεσπόται ἀπ' αὐτῶν αὔξονταί τε καὶ εὖ φύονται,
6 τοὺς δὲ κινδύνους καὶ θανάτους αὐτοὶ καρποῦνται. ἔτι δὲ πρὸς τούτοισι
τῶν τοιούτων ἀνθρώπων ἀνάγκη ἐρημοῦσθαι τὴν γῆν ὑπό τε [ἀ]πο-
λεμίων καὶ ἀργίης· ὥστε καὶ εἴ τις φύσει πέφυκεν ἀνδρεῖος καὶ εὔψυχος,

2–6] Gal. Scr. min. II 59,4–9   22 ἀργίης] Erotian. 16,18 *huc traxerunt Heringa, 50, alii*

1 Καὶ^{I} – μορφῆς] καὶ περὶ μὲν τῆς φύσηος καὶ τῆς διαφορῆς καὶ τῆς μορφῆς V: de natura ergo diversorum et forma *Lat.*^{p}: über die Natur und die Unterschiede der Gestalten *Ḥun.*: *correxi* (*cf. supra p. 58,5–7*)   2 ἐν τῇ 'Ασίῃ *Lat.*^{p} *Ḥun.*: ἐν τῇ 'Ασίῃ καὶ τῇ Εὐρώπῃ V: ἐν τῇ Εὐρώπῃ *Gad.*$^{Ald.}$ ἀθυμίης] animositate *Lat.*^{p}: ῥαθυμίης *Gal. Scr. min. II 59,5*   3 ἀνανδρείης] virilitate *Lat.*^{p} ἀπολεμώτατοι V: *corr. Corn.*^{1} *sec. Gal. Scr. min. II 59,5*   6 ἐοῦσαι *add. Koraes*   7 τῆς – μετάστασις *om. Lat.*^{p} ἀφ' ὅτων V: ἀφ' ὧν *Gad.*: *corr. Rüst, 27 adn. 1* (*cf. infra p. 70,22*)   8 καὶ^{I} – 9 ἐόντας *om. Ḥun.*   ἀγνώμονος] inconsideratum *Lat.*^{p}: γνώμονος V   θυμιάσεως *superscripto* θυμώδους *Gad.*: θερμοῦ V: fervidum *Lat.*^{p} 9 ἢ – ἐόντα *del. Wilamowitz*   ἢ *om. Lat.*^{p} ἐόντας *scripsi*: ὄντα V   τῶν πάντων] der Luft *Ḥun.*: *del. Wilamowitz*   10 αἱ ἐπεγείρουσαι] ἀεί τε ἐγείρουσαι V *Lat.*^{p} (ἀεί *non habet Ḥun.*)   τοῦ ἀνθρώπου] hominum *Lat.*^{p}: τῶν ἀνθρώπων *Koraes*   13 δὲ] enim *Lat.*^{p} καρτεροὶ οἱ Barb.: καρτερωταὶ *Gad.*: fortiores *Lat.*^{p} αὐτόνομες V: *corr. Corn.*^{1} 14 οὐ – 64,2 δεσπόζονται] wie bei den Griechen und den Türken (*cf.* Ἕλληνες ἢ βάρβαροι *p. 64,2*) *Ḥun.*   17 δεσποτῶν V   γυναικὸς] γυναικῶν *Gad. Lat.*^{p} 18 καὶ^{II} *om. Gad.*   19 εὖ φύονται *Kühlewein in app. crit.*: bene nascuntur *Lat.*^{p}: ἐκφύονται V   20 αὐτοὶ *om. Lat.*^{p} δὲ^{II}] enim *Lat.*^{p} 21 ἐρημοῦσθαι τὴν γῆν V *Lat., quod defendit Verdenius, 17 sq.*: ἡμεροῦσθαι τὴν ὀργὴν *Zwinger*   21 sq. ὑπό τε ἀπολεμίων καὶ ἀργίης V: propter bellum totius (et otium *corr. Kühlewein*) *Lat.*^{p}: ὑπό τε πολεμίων καὶ ἀργίης *Corn.*: ὑπό τε ἀποδημιῶν καὶ ἀργίης *Morrison, 102 sq.*: ὑπὸ τῆς ἀπὸ τῶν πολεμίων ἀργίης *Wilamowitz*

16. Mit den Unterschieden in der Natur und der Gestalt der Völker
in Asien verhält es sich, wie ich ausführte. Was aber die Schlaffheit
und Feigheit der Asiaten betrifft und die Tatsache, daß sie un-
kriegerischer als die Europäer und sanfter in ihrem Charakter sind,
daran ist vor allem das Klima schuld, das keine großen Schwankungen,
weder zum Warmen noch zum Kalten hin, zeigt, sondern sehr gleich-
mäßig ist. Infolgedessen tritt keine Erschütterung des Geistes oder 2
starke Umstellung des Körpers ein, wodurch die Menschen natürlich
in ihrem Temperament erregt werden und mehr Tollkühnheit und Mut
haben, als wenn sie immer unter den gleichen Verhältnissen leben.
Denn der ständige Wechsel in allen äußeren Verhältnissen ist es, der
den Geist des Menschen aufweckt und nicht zur Ruhe kommen läßt.
Aus diesen Ursachen scheint mir die Bevölkerung in Asien kraft- und 3
mutlos zu sein, außerdem aber auch wegen der bei ihnen herrschenden
politischen Einrichtungen. Denn der größte Teil von Asien steht unter 4
Königsherrschaft. Wo aber die Menschen nicht über sich selbst Herr
und nicht unabhängig sind, sondern beherrscht werden, da handelt es
sich für sie nicht darum, sich nach Kräften in der Kriegskunst zu
üben, sondern möglichst wenig kriegerisch zu erscheinen. Denn das 5
Risiko ist nicht gleich verteilt: Die Leute müssen in den Krieg ziehen,
Mühsal auf sich nehmen und für ihre Herren sterben, fern von Weib
und Kind und allen, die ihnen sonst teuer sind. Und was sie Braves
und Tapferes tun, davon werden ihre Herren groß und gedeihen, Ge-
fahr und Tod aber ernten sie selbst. Außerdem liegt das Land dieser 6
Menschen zwangsläufig brach, weil es im Kriege nicht bearbeitet wird,
und so wendet sich ihr Sinn infolge ihrer politischen Einrichtungen
vom Kriegerischen ab, auch wenn einer unter ihnen von Natur tapfer

7 ἀποτρέπεσθαι τὴν γνώμην ὑπὸ τῶν νόμων. μέγα δὲ τεκμήριον τούτων·
ὁκόσοι γὰρ ἐν τῇ Ἀσίῃ Ἕλληνες ἢ βάρβαροι μὴ δεσπόζονται, ἀλλ᾽
αὐτόνομοί εἰσι καὶ ἑωυτοῖσι ταλαιπωρεῦσιν, οὗτοι μαχιμώτατοί εἰσι πάν-
των· τοὺς γὰρ κινδύνους ἑωυτῶν πέρι κινδυνεύουσι καὶ τῆς ἀνδρείης
8 αὐτοὶ τὰ ἆθλα φέρονται καὶ τῆς δειλίης τὴν ζημίην ὡσαύτως. εὑρήσεις
66 δὲ καὶ τοὺς Ἀσιηνοὺς διαφέροντας αὐτοὺς ἑωυτῶν, τοὺς μὲν βελ|τίονας,
τοὺς δὲ φαυλοτέρους ἐόντας· τούτων δὲ αἱ μεταβολαὶ αἴτιαι τῶν ὡρέων,
ὥσπερ μοι εἴρηται ἐν τοῖσι προτέροισι.

17. Καὶ περὶ μὲν τῶν ἐν τῇ Ἀσίῃ οὕτως ἔχει· ἐν δὲ τῇ Εὐρώπῃ
ἔστιν ἔθνος Σκυθικόν, ὃ περὶ τὴν λίμνην οἰκεῖ τὴν Μαιῶτιν διαφέρον
2 τῶν ἐθνέων τῶν ἄλλων· Σαυρομάται καλεῦνται. τούτων αἱ γυναῖκες
ἱππάζονταί τε καὶ τοξεύουσι καὶ ἀκοντίζουσιν ἀπὸ τῶν ἵππων καὶ μά-
3 χονται τοῖσι πολεμίοισιν, ἕως ἂν παρθένοι ἔωσιν. οὐκ ἀποπαρθενεύονται
δέ, μέχρις ἂν τῶν πολεμίων τρεῖς ἀποκτείνωσι, καὶ οὐ πρότερον ξυνοι-
κεῦσιν ἤπερ τὰ ἱερὰ θύσωσι τὰ ἔννομα· ἣ δ᾽ ἂν ἄνδρα ἑωυτῇ ἄρηται,
καὶ παύεται ἱππαζομένη, ἕως ἂν μὴ ἀνάγκη καταλάβῃ παγκοίνου στρα-
4 τείης. τὸν δεξιὸν δὲ μαζὸν οὐκ ἔχουσι· παιδίοισι γὰρ ἐοῦσιν ἔτι νηπίοισιν
αἱ μητέρες χαλκίον τετεχνημένον [ἢ] ἐπ᾽ αὐτῷ τούτῳ διάπυρον ποιεῦσαι
68 πρὸς τὸν μαζὸν τιθέασι τὸν δεξιόν, καὶ ἐπικαίε|ται, ὥστε τὴν αὔξησιν
φθείρεσθαι, ἐς δὲ τὸν δεξιὸν ὦμον καὶ βραχίονα πᾶσαν τὴν ἰσχὺν καὶ
τὸ πλῆθος ἐκδιδόναι.

18. Περὶ δὲ τῶν λοιπῶν Σκυθέων τῆς μορφῆς, ὅτι αὐτοὶ ἑωυτοῖσιν ἐοίκασι καὶ οὐδαμοῖσιν ἄλλοισιν, ὡυτὸς λόγος καὶ περὶ τῶν Αἰγυπτίων, πλὴν ὅτι οἱ μὲν ὑπὸ τοῦ θερμοῦ εἰσι βεβιασμένοι, οἱ δ᾽ ὑπὸ τοῦ

5–8] Gal. Scr. min. II 59,10–14 18 χαλκίον] Erotian. 94,1 19 ἐπικαίεται] Gal. XVIII A 148,11 K.

1 ἀποτρέπεσθαι *om. Lat.*[p] ὑπὸ *Gad.*: ἀπὸ V 6 *ante* τοὺς[II] *add.* καὶ *Gal. Scr. min. II 59,11* 8 *post* προτέροισι *add.* Und diejenigen, welche Libyen bewohnen (das sind die Libyer), essen viel, und in ihnen ist Weichlichkeit, so daß sie zu schwach sind zum Kampfe, infolge der Gleichmäßigkeit der Zeiten *Ḥun.; cf. infra p. 68,18 app. crit.* 9 Καὶ – ἔχει *om. Ḥun.* 10 ὃ – 21 *om. Ḥun.* 13 οὐ [ἀπο]παρθενεύονται (ἀπο *m. rec.*) V: non violantur *Lat.*[p] 15 ἤπερ] nisi ante *Lat.*[p]: *del. Heiberg (qui sustinuit* θύουσαι) θύσωσι(ν) *Koraes*: immolent *Lat.*[p]: θύουσαι V τὰ ἔννομα *Gad.*: quae in lege sunt *Lat.*[p]: τῶ ἐννόμω V: τὰ ἐν νόμῳ *Heiberg*: τῷ Ἐνυαλίῳ *tempt. Gundermann (ad rem cf. Hdt. IV 62,3)* ἄρηται V: αἱρεῖται καὶ *Gad.*: eliget et *Lat.*[p] 18 χάλκεον V: aereum *Lat.*[p]: χαλκίον *Heringa, 51 ex Erotiano* ἢ *om. Lat.*[p]: *del. Koraes* ποιεουσι[αι] V: facientes *Lat.*[p] 19 ἐπικαίεται (*cf. Gal., Diod. II 45,3, Eustath. In Dionys. Perieg. 828*): impositum habetur (ἐπικέεται) *Lat.*[p] *post* αὔξησιν *add.* ex eadem causa *Lat.*[p] 22 Σκυθέων] Türken *Ḥun., ut solet* ὅτι – 23 καὶ[I] *om. Ḥun.* αὐτοῖσιν V: *corr. Zwinger* 23 οὐδαμῶς V: nec alia (οὐδ᾽ ἄλλως ?) *Lat.*[p]: οὐδαμοῖσιν *Wilamowitz* 24 ὑπὸ[II]] ἀπὸ V: *corr. Heringa, 52*

und mutig ist. Ein wichtiger Beweis hierfür: die Griechen oder Bar- 7
baren in Asien, die nicht unter der Alleinherrschaft stehen, sondern
unabhängig sind und im eigenen Interesse Mühsal ertragen, sind am
kriegerischsten von allen; denn die Gefahren nehmen sie für sich selbst
auf sich, und den Preis der Tapferkeit tragen sie selbst davon und
ebenso die Strafe für Feigheit. Man wird aber auch die Asiaten von- 8
einander verschieden finden, die einen tapferer, die anderen feiger.
Daran sind dann die Unterschiede im Klima schuld, wie ich es im
vorhergehenden gesagt habe.

17. So verhält es sich mit den Leuten in Asien. In Europa gibt
es ein skythisches Volk, das um den Maiotis-See herum wohnt
und sich von den anderen Völkern unterscheidet. Sie heißen Sauro-
maten. Die Frauen dieses Volkes reiten, schießen mit dem Bogen 2
und werfen mit dem Speer von den Pferden herab und kämpfen mit
den Feinden, solange sie Jungfrauen sind. Sie legen ihre Jungfräulich- 3
keit aber nicht ab, bevor sie drei Feinde getötet haben, und heiraten
nicht eher, als bis sie die bei ihnen gebräuchlichen Opfer gebracht
haben. Die Frau aber, die sich einen Mann gewonnen hat, hört dann
auch auf mit Reiten, solange nicht die Notwendigkeit eines allgemeinen
Heereszuges sie ruft. Die rechte Brust haben sie nicht; denn während 4
sie noch unmündige Kinder sind, legen ihnen ihre Mütter ein ehernes
Instrument, das sie zu eben diesem Zweck glühend machen, an die
rechte Brust, und sie wird versengt, so daß ihr Wachstum gehemmt
wird und sie ihre ganze Kraft und Fülle in die rechte Schulter und
den rechten Arm abgibt.

18. Für die Gestalt der übrigen Skythen gilt dasselbe wie für die
Ägypter, nämlich daß sie nur sich selbst und keinem anderen Volk
gleichen, mit dem Unterschiede, daß die einen unter der Gewalt der
Hitze stehen, die anderen unter dem Einfluß der Kälte. Der Land- 2

2 ψυχροῦ. ἡ δὲ Σκυθέων ἐρημίη καλευμένη πεδιάς ἐστι καὶ λειμακώδης
καὶ ψιλὴ καὶ ἔνυδρος μετρίως· ποταμοὶ γάρ εἰσι μεγάλοι, οἳ ἐξοχετεύουσι
3 τὸ ὕδωρ ἐκ τῶν πεδίων. ἐνταῦθα καὶ οἱ Σκύθαι διαιτεῦνται, νομάδες
δὲ καλεῦνται, ὅτι οὐκ ἔστιν οἰκήματα, ἀλλ' ἐν ἁμάξῃσιν οἰκεῦσιν· αἱ δὲ
ἅμαξαί εἰσιν αἱ μὲν ἐλάχισται τετράκυκλοι, αἱ δὲ ἑξάκυκλοι· αὗται δὲ
πίλοισι περιπεφραγμέναι εἰσί τε καὶ τετεχνασμέναι ὥσπερ οἰκήματα τὰ
μὲν ἁπλᾶ, ⟨τὰ δὲ διπλᾶ⟩, τὰ δὲ καὶ τριπλᾶ. ταῦτα δὲ καὶ στεγνὰ πρὸς
4 ὕδωρ καὶ πρὸς χιόνα καὶ πρὸς τὰ πνεύματα. τὰς δὲ ἁμάξας ἕλκουσι
ζεύγεα τὰς μὲν δύο, τὰς δὲ τρία βοῶν κέρως ἄτερ· οὐ γὰρ ἔχουσι κέρατα
5 ὑπὸ τοῦ ψύχεος. ἐν ταύτῃσι μὲν οὖν τῇσιν ἁμάξῃσιν ⟨αἱ⟩ γυναῖκες δι-
6 αιτεῦνται· αὐτοὶ δὲ ἐφ' ἵππων ὀχεῦνται [οἱ ἄνδρες]. ἕπονται δὲ αὐτοῖσι
καὶ τὰ πρόβατα ἐόντα ⟨μεγάλα⟩ καὶ αἱ βόες καὶ οἱ ἵπποι· μένουσι δ' ἐν
τῷ αὐτῷ τοσοῦτον χρόνον, ὅσον ἂν ἀποχρῇ αὐτοῖσι τοῖσι κτήνεσιν ὁ
7 χόρτος, ὁκόταν δὲ μηκέτι, εἰς ἑτέρην χώρην μετέρχονται. αὐτοὶ δ' ἐσθί-
ουσι κρέα ἑφθὰ καὶ πίνουσι γάλα ἵππων καὶ ἱππάκην τρώγουσι· τοῦτο
70 δ' ἐστὶ | τυρὸς ἵππων.

19. Τὰ μὲν ἐς τὴν δίαιταν αὐτῶν οὕτως ἔχει καὶ τοὺς νόμους· περὶ δὲ
τῶν ὡρέων καὶ τῆς μορφῆς, ὅτι πολὺ ἀπήλλακται τῶν λοιπῶν ἀνθρώ-
πων τὸ Σκυθικὸν γένος καὶ ἔοικεν αὐτὸ ἑωυτῷ ὥσπερ τὸ Αἰγύπτιον
καὶ ἥκιστα πολύγονόν ἐστι καὶ ἡ χώρη ἐλάχιστα θηρία τρέφει κατὰ
2 μέγεθος καὶ πλῆθος· κεῖται γὰρ ὑπ' αὐτῇσι τῇσιν ἄρκτοισι καὶ τοῖσιν
ὄρεσι τοῖσι Ῥιπαίοισιν, ὅθεν ὁ βορέης πνέει· ὅ τε ἥλιος τελευτῶν
ἐγγύτατα γίγνεται, ὁκόταν ἐπὶ τὰς θερινὰς ἔλθῃ περιόδους, καὶ τότε
3 ὀλίγον χρόνον θερμαίνει καὶ οὐ σφόδρα. τὰ δὲ πνεύματα τὰ ἀπὸ τῶν

6 πίλοισι] Erotian. 71,5sq. 12 πρόβατα] Erotian. 71,7sq. *melius ad* Art. II 122,3 Kw. *quam huc trahendum*

1 ἐρημίη καλευμένη] Erde *Ḥun.* πεδιάς] arm *Ḥun.*^{xy}: grün *Ḥun.*$^{zLat.}$ λειμακώδης] wiesenreich und sie heißt die wiesenreiche *Ḥun.* 2 καὶ^{I} – 16 *om. Ḥun.* ὑψηλὴ V *Lat.*^{p}: *corr. Corn.*[1] (*cf. infra p. 68,6*) 3 ἐνταῦθα καὶ] ibidem *Lat.*^{p} (*cf. Edelstein, 48 adn. 1; Verdenius, 18*) 6 πίλοισι – τε *om. Lat.*^{p} πίλοισι *Erotian.*: πηλοῖς V τε] δὲ V: *correxi* 6sq. τὰ – τριπλᾶ] inferiores et superius et duplices sunt *Lat.*^{p} 7 ἁπλᾶ, ⟨τὰ δὲ διπλᾶ⟩ *vel* διπλᾶ *Koraes* στενὰ V: σθενὰ *Gad.*: constricte vel solide *Lat.*^{p}: *corr. Hemsterhuis ad Ar. Plut. p. 369* 9 ζεύγεα] ipsi iuga *Lat.*^{p} τὰς^{I} – ἄτερ] aquatriacola trahentia *Lat.*^{p} γὰρ] autem *Lat.*^{p} κέρατα *del. Wilamowitz* (*cf. van Groningen, 236*) 10 αἱ *add. Koraes* 11 οἱ ἄνδρες *del. Cobet, 69 sq.* 12 καὶ^{I} – καὶ^{II} *om. Lat.*^{p} ἐόντα μεγάλα *sec. Strab. VII p. 307 supplevi*: τὰ ἐόντα *Koraes*: ἐόντα πλεῖστα *Gomperz apud Kühlewein* (*per litteras*) 13 ἀπόχρη V: *corr. Koraes* ωὐτέοισι τοῖς V: illis ipsis *Lat.*^{p} 15 κρέδεφθα V: carnes assas *Lat.*^{p}: *corr. Ald.* ἱππακ^{ι}ῆν V: inpace *Lat.*^{p} 17 δὲ *om. Lat.*^{p} 18 *post* μορφῆς *add.* eorum sic est *Lat.*^{p} πολὺ *om. Ḥun.* 20sq. κατὰ – πλῆθος] et magnitudinem necessario *Lat.*^{p} 21 *ante* κεῖται *add.* das Land Muschara *Ḥun.* γὰρ] autem *Lat.*^{p} 22 τοῖσι Ῥιπαίοισιν] precellentes *Lat.*^{p}: *om. Ḥun.* τε] enim *Lat.*^{p} (*leg.* δὲ ?) 24 τὰ δὲ πνεύματα *Littré*: flatus autem *Lat.*^{p}: die Winde *Ḥun.*: τὰ δειπνεύματα V

strich, der als *skythische* Steppe bekannt ist, ist eine kahle Ebene
voller Wiesen und ziemlich gut bewässert; denn es gibt dort große
Flüsse, die das Wasser aus den Ebenen ableiten. Dort also wohnen 3
die *Skythen*. Man nennt sie Nomaden, weil sie keine Häuser haben,
sondern auf Wagen leben. Die kleinsten dieser Wagen haben vier
Räder, die anderen sechs. Sie haben Wände aus Filz und sind wie
Häuser eingerichtet, manche mit einem Raum, andere mit zweien oder
auch dreien. Außerdem sind sie gegen Regen und Schnee und gegen
die Winde überdacht. Die Wagen werden teils von zwei, teils von drei 4
Joch hornloser Rinder gezogen; die Rinder haben nämlich infolge der
Kälte keine Hörner. Auf diesen Wagen bringen die Frauen ihr Leben 5
zu. Die Männer aber reiten auf Pferden. Es folgen ihnen die Schafe 6
und Ziegen, die groß sind, und die Rinder und Pferde. Sie bleiben
(immer) so lange an derselben Stelle, wie sie dort genug Futter für ihr
Vieh finden. Wenn es aber nicht mehr reicht, ziehen sie nach einem
anderen Ort weiter. Sie selbst essen gekochtes Fleisch, trinken Pferde- 7
milch und knabbern Hippakē, das ist Pferdekäse.

19. So steht es mit ihrer Lebensweise und ihren Bräuchen. Nun
aber (will ich) über das Klima (in ihrem Lande sprechen) und über
(ihre) Gestalt, daß nämlich die *skythische* Rasse sehr von den an-
deren Menschen verschieden ist und (nur) sich selbst gleicht, ebenso
wie die *Ägypter*, und daß sie sehr kinderarm ist und daß das Land
nach Größe und Zahl sehr wenig wilde Tiere hervorbringt. Denn es 2
liegt ganz hoch im Norden und unmittelbar unter dem *Rhipäen*-
Gebirge, aus dem der Nordwind bläst. Die Sonne kommt erst ganz
spät in die Nähe, wenn sie zur sommerlichen Wende kommt, und dann
wärmt sie nur kurze Zeit und nicht stark. Die Winde aber, die aus 3

θερμῶν πνέοντα ⟨οὐκ⟩ ἀφικνεῖται, ἢν μὴ ὀλιγάκις καὶ ἀσθενέα, ἀλλ' ἀπὸ
τῶν ἄρκτων ἀεὶ πνέουσι πνεύματα ψυχρὰ ἀπό τε χιόνος καὶ κρυστάλλου
4 καὶ ὑδάτων πολλῶν, οὐδέποτε δὲ τὰ ὄρεα ἐκλείπει. ἀπὸ τούτων δὲ δυσοί-
72 κητά ἐστιν· ἠήρ τε κατέχει τὸ πολὺ τῆς ἡμέρης τὰ πεδία, [καὶ] ἐν ὅ|τοισι
διαιτεῦνται· ὥστε τὸν μὲν χειμῶνα ἀεὶ εἶναι, τὸ δὲ θέρος ὀλίγας ἡμέρας
καὶ ταύτας μὴ λίην· μετέωρα γὰρ τὰ πεδία καὶ ψιλὰ καὶ οὐκ ἐστεφά-
5 νωνται ὄρεσιν ἄλλ' ἢ ἀπὸ τῶν ἄρκτων. αὐτόθι καὶ τὰ θηρία οὐ γίγνεται
μεγάλα, ἀλλ' οἷα ὑπὸ γῆν σκεπάζεσθαι· ὁ γὰρ χειμὼν κωλύει καὶ τῆς
6 γῆς ἡ ψιλότης, ὅτι οὐκ ἔστιν ἀλέη οὐδὲ σκέπη. αἱ δὲ μεταβολαὶ τῶν
ὡρέων οὔκ εἰσι μεγάλαι οὐδὲ ἰσχυραί, ἀλλ' ὁμοῖαι καὶ ὀλίγον μεταλλάσ-
σουσαι. διότι καὶ τὰ εἴδεα ὁμοῖοι αὐτοὶ ἑωυτοῖσίν εἰσι σίτῳ τε χρεώμενοι
ἀεὶ ὁμοίῳ ἐσθῆτί τε τῇ αὐτῇ καὶ θέρεος καὶ χειμῶνος τόν τε ἠέρα ὑδα-
τεινὸν ἕλκοντες καὶ παχὺν τά τε ὕδατα πίνοντες ἀπὸ χιόνος καὶ παγετῶν
7 τοῦ τε ταλαιπώρου ἀπεόντος. οὐ γὰρ οἷόν τε τὸ σῶμα ταλαιπωρεῖσθαι
8 οὐδὲ τὴν ψυχήν, ὅκου μεταβολαὶ μὴ γίγνονται ἰσχυραί. διὰ ταύτας τὰς
ἀνάγκας τὰ εἴδεα αὐτῶν παχέα ἐστὶ καὶ σαρκώδεα καὶ ⟨ἄν⟩αρθρα καὶ
ὑγρὰ καὶ ἄτονα αἵ τε κοιλίαι ὑγρόταται πασέων κοιλιῶν αἱ κάτω· οὐ
γὰρ οἷόν τε νηδὺν ἀναξηραίνεσθαι ἐν τοιαύτῃ χώρῃ καὶ φύσει καὶ ὥρης
9 καταστάσει· ἀλλὰ διὰ πιμελήν τε καὶ ψιλὴν τὴν σάρκα τὰ [τε] εἴδεα
ἔοικεν ἀλλήλοισι τά τε ἄρσενα τοῖσιν ἄρσεσι καὶ τὰ θήλεα τοῖσι θήλεσι·

16 ἄναρθρα] Erotian. 16,19 *huc traxit Nachmanson*

1 οὐκ *Lat. Ḥun.*: *add. Littré* 3 δὲ^{II}] ergo *Lat.*^{p} δυσοίκητά *Ald.*: iniababilia (inhabitabilia *Kühlewein*) *Lat.*^{p}: διοίκητα *vel* δισίκητα V: unbewohnbar *Ḥun.* 4 τὸ πολὺ *Wilamowitz*: πουλὺς V: multum per dies *Lat.*^{p}: am Tage mehrmals *Ḥun.* ἐν ὅτοισι *Cobet, 78*: et in ipsis *Lat.*^{p}: καὶ ἐν νότοισι V ἐν – 15 ἰσχυραί *om. Ḥun.* 5 διετεῦνται V εἶναι] illis (ἐκείνοις ?) *Lat.*^{p} 6 *post* λίην *add.* calidos (θερμάς) *Lat.*^{p} καὶ ψιλὰ *om. Lat.*^{p} ἐστεφάνωται *Reinhold* 7 ὄρεσιν] temporibus (ὥρῃσιν) *Lat.*^{p} ἄλλ' ἢ *Wilamowitz*: ἀλλ' ἡ αὐτὴ V: ἀλλ' αὐτῇ *Gad.*: sed idem est *Lat.*^{p} ἀπὸ] ὑπὸ *Gad.* αὐτόθι καὶ] *cf.* ἐνταῦθα καὶ *supra p. 66,3* 8 οἷα *Wilamowitz*: οἱά τέ ἐστιν V: alia (qualia *Kühlewein*) possunt *Lat.*^{p}: ἃ οἱά τέ ἐστιν *Cobet, 78 sq.* κολούει *Koraes* 9 ψιλότης] altitudo (ὑψηλότης) *Lat.*^{p} δὲ *Wilamowitz*: γὰρ V *Lat.*^{p} 11 καὶ *om. Lat.*^{p} ὁμοῖοι αὐτοὶ *Koraes*: ὅμοια αὐτὰ V χρεώμενοι *Kühlewein*: χρεόμεναι V: utuntur *Lat.*^{p} *Calvus*: χρέονται *Corn.*^{1} 12 ὁμοίῳ *Koraes*: ὁμοίως V 14 ἀπεόντες *Schneider, 17* γὰρ *om. Lat.*^{p} 15 μεταβολαὶ] inmutationes aeres (*i. e.* aeris) *Lat.*^{p} 16 ἄρθρα V: *corr. Littré sec. Zwingerum in mg.* (*qui scr.* ἄναρθρα, νωθρά): et inarticulate *Lat.*^{p}: so daß man die Gelenke nicht sehen kann *Ḥun.* 17 ἄτονα] kraftlos *Ḥun.*: omnia imbecilla *Lat.*^{p} τε] autem *Lat.*^{p} ὑγρόταται – κάτω] humidiores *Lat.*^{p} 18 νηδὺν – φύσει *om. Lat.*^{p} 18sq. ὥρης καταστάσει] Jahreszeiten und Luftzuständen. Von den Körpern, deren Mischung feucht, kalt ist, nimmt nichts ab, besonders wenn sie auch in einem feuchten, kalten Land sind. Und auch die Nahrung geht von dem Bauch nicht nach allen Körperteilen, wie es sein muß. Die kalte Mischung ist schwach in diesen Tätigkeiten *Ḥun., fort. ex comm. Galeni* 19 ἀλλὰ – σάρκα] sed semper pinguescunt et solam carnem *Lat.*^{p}: und ihre Körper sind sehr fett und kahl notwendig *Ḥun.*: *del. Wilamowitz* *fort. scrib.* πιμελέα τε^{II}] autem *Lat.*^{p}: *del. Wilamowitz* 20 τά – θήλεσι] masculis et femines (*sic*) *Lat.*^{p}

warmen Gegenden wehen, kommen nur selten und schwach dorthin;
statt dessen wehen immer kalte Winde von Norden, (kalt) von Schnee
und Eis und viel Wasser. In den Bergen setzen diese Winde niemals
aus; infolgedessen sind sie unbewohnbar. In den Ebenen, in denen die 4
Skythen wohnen, herrscht den größten Teil des Tages Nebel; daher
ist (dort) immer Winter, Sommer aber (nur) wenige Tage, und auch
diese sind nicht allzu warm. Denn die Ebenen liegen hoch und sind
kahl und von Bergen nur nach Norden zu umgeben. Dort werden denn 5
auch die Tiere nicht groß, sondern so, daß sie gut unter die Erde
schlüpfen können; denn der Winter und die Kahlheit der Erde hindert
(ihr Wachstum), weil es (dort) weder Sonnenwärme noch Schutz gibt.
Die Schwankungen des Klimas aber sind nicht groß und stark, sondern 6
es ist sich ähnlich und nur wenig verschieden. Daher sind auch die
Skythen in ihrem Aussehen einander ähnlich, ferner auch deshalb,
weil sie immer dieselbe Nahrung zu sich nehmen und dieselbe Kleidung
tragen, sowohl im Sommer wie im Winter, weil sie die wäßrige und
dicke Luft einatmen, weil sie Wasser von Schnee und Eis trinken und
weil ihnen der Wille, Anstrengungen auf sich zu nehmen, fehlt. Denn 7
es ist nicht möglich, daß Körper und Seele gern Mühsal dulden, wo
kein starker Wechsel (des Klimas) herrscht. Aus diesen Gründen sind 8
ihre Gestalten dick, fleischig, ungegliedert, feucht und schlaff, und ihre
Bäuche sind die feuchtesten von allen. Denn der Bauch kann in einem
solchen Land, in einer solchen Natur und in einer solchen klimatischen
Situation nicht trocknen; vielmehr wird das Fleisch der Menschen 9
dort immer fett und kahl sein, und die Gestalten gleichen einander,
die Männer den Männern und die Frauen den Frauen. Denn wenn das

τῶν γὰρ ὡρέων παραπλησίων ἐουσέων φθοραὶ οὐκ ἐγγίγνονται οὐδὲ
κακώσιες ἐν τῇ τοῦ γόνου ξυμπήξει, ἢν μή τινος ἀνάγκης βιαίου τύχῃ ἢ
νούσου.
74 20. Μέγα δὲ τεκμήριον ἐς τὴν ὑγρότητα παρέξομαι. Σκυ|θέων γὰρ
τοὺς πολλούς, ⟨ὡς⟩ ἅπαντας ὅσοι νομάδες, εὑρήσεις κεκαυμένους τούς τε
ὤμους καὶ τοὺς βραχίονας καὶ τοὺς καρποὺς τῶν χειρῶν καὶ τὰ στήθεα
[ἰσχία] καὶ τὴν ὀσφὺν δι' ἄλλ' οὐδὲν ἢ διὰ τὴν ὑγρότητα τῆς φύσιος
2 καὶ τὴν μαλακίην· οὐ γὰρ δύνανται οὔτε τοῖσι τόξοισι ξυντείνειν οὔτε
τῷ ἀκοντίῳ ἐμπίπτειν τῷ ὤμῳ ὑπὸ ὑγρότητος καὶ ἀτονίης· ὁκόταν δὲ
καυθέωσιν, ἀναξηραίνεται ἐκ τῶν ἄρθρων τὸ πολὺ τοῦ ὑγροῦ, καὶ ἐντο-
νώτερα [μᾶλλον] γίνεται καὶ τροφιμώτερα καὶ ἠρθρωμένα τὰ σώματα
3 μᾶλλον. ῥοικὰ δὲ γίνεται καὶ βλαδέα, πρῶτον μὲν ὅτι οὐ σπαργανοῦνται
ὥσπερ ἐν Αἰγύπτῳ· οὐ γὰρ νομίζουσι διὰ τὴν ἱππασίην, ὅκως ἂν
εὔεδροι ἔωσιν· ἔπειτα δὲ διὰ τὴν ἕδρην· τά τε γὰρ ἄρσενα ἕως ἂν οὐχ
οἷά τε ἐφ' ἵππου ὀχεῖσθαι τὸ πολὺ τοῦ χρόνου κάθη⟨ν⟩ται ἐν τῇ ἁμάξῃ
καὶ βραχὺ τῇ βαδίσει χρέονται διὰ τὰς μεταναστάσιας καὶ περιελάσιας
τά τε θήλεα θαυμαστὸν οἷον ῥοικά ἐστι τὰ εἴδεα καὶ βλαδέα. πυρρὸν
δὲ τὸ γένος ἐστὶ τὸ Σκυθικὸν διὰ τὸ ψῦχος οὐκ ἐπιγινομένου ὀξέος
τοῦ ἡλίου· ὑπὸ δὲ τοῦ ψύχεος ἡ λευκότης ἐπικαίεται καὶ γίγνεται πυρρή.
21. Πολύγονον δὲ οὐχ οἷόν τε εἶναι φύσιν τοιαύτην· οὔτε γὰρ τῷ
ἀνδρὶ ἡ ἐπιθυμίη τῆς μίξιος γίγνεται πολλὴ διὰ τὴν ὑγρότητα τῆς φύ-
σιος καὶ τῆς κοιλίης τὴν μαλακότητά τε καὶ [τὴν] ψυχρότητα, ἀπ' ὅτων
76 ἥκιστα εἰκὸς [εἶναι] ἄνδρα οἷόν τε λαγνεύειν, καὶ ἔτι ὑπὸ | τῶν ἵππων
2 ἀεὶ κοπτόμενοι ἀσθενέες γίγνονται ἐς τὴν μῖξιν. τοῖσι μὲν ἀνδράσιν αὗται

1 ὡρέων] montibus (ὀρέων) *Lat.*^{p} παραπλησίων *om. Lat.*^{p} φθοραὶ] differentiae (διαφοραὶ) *Lat.*^{p} 2 γόνου *Corn.*^{1}: Samen *Ḥun.*: τομοῦ V: austri (νότου) *Lat.*^{p} ἀνάγκης βιαίου] necessitas violentiae *Lat.*^{p}: ein großer Schaden *Ḥun.* τύχῃ *Koraes* (τύχῃ ἂν *Zwinger in mg.*): veniant *Lat.*^{p}: eintritt *Ḥun.*: τύχης V 4 Σκυθέων γὰρ] De Sitarum *Lat.*^{p} Σκυθέων – 12 μᾶλλον *om. Ḥun.* 5 τοὺς – ἅπαντας] plerumque omnes *Lat.*^{p}: τ. πολλοὺς μάλιστα Barb.: *ante* ἅπ. *add.* ὡς *Pohlenz, 75,* καὶ *Heiberg*: *post* ἅπ. *add.* τ' *Koraes,* δὲ *van der Linden* 7 ἰσχία καὶ τὴν ὀσφῦν (*sic*) V: et vertebras *Lat.*^{p}: ἰσχία *delevi*: *ante* ἰσχία *add.* καὶ τὰ *Koraes* 8 οὔτε^{I} *om. Lat.*^{p} 10 ἐκ] et ex *Lat.*^{p} 10sq. καὶ – τροφιμώτερα] et farmacis (fortia magis?) efficiuntur et sicciora *Lat.*^{p} 11 μᾶλλον *delevi* 12 μᾶλλον *del. Wilamowitz* ῥοικὰ *Wilamowitz*: ῥοϊκὰ V: mit schwachen Füßen (?) *Ḥun.*: fluxi *Ḥun.*$^{Lat.}$ ῥοικὰ δὲ *om. Lat.*^{p} βλαδέα *Wilamowitz*: πλατέα V *Lat.*^{p} *Ḥun.* οὐ *om. Ḥun.* 13 οὐ γὰρ *Heiberg*: οὐδὲ V: id non *Lat.*^{p}: und (sie tun dies bloß) *Ḥun.* 13sq. διὰ – ἔωσιν] equitum et bubum sessionem *Lat.*^{p} 15 κάθηνται *Gad.*: κάθηται V 17 τά^{I} – βλαδέα] und ihre Väter (!) haben auch schwache Füße (?) *Ḥun.* τε *Gad.*: δὲ V *Lat.*^{p} οἷον – εἴδεα] ita ut decem speciem *Lat.*^{p} ῥοικά *Wilamowitz*: ῥοϊκά V ἐστι *Koraes*: εἶναι V: *del. Heiberg* καὶ βλαδέα *om.* V: καὶ βραδέα *Gad. Lat.*^{p}: *corr. Koraes* 18 δὲ] enim *Lat.*^{p} 18sq. ὀξέος – ἡλίου *om. Lat.*^{p} 19 δὲ] enim *Lat.*^{p}: und *Ḥun.*: *fort. scrib.* γὰρ 20 οἷόν τε] iudicant (οἴονται) *Lat.*^{p} 21 τῆς φύσιος] habilitatem *Lat.*^{p}: ihrer Mischung *Ḥun.* 22 τὴν^{II} *del. Reinhold* ἀπ' ὅτων *Heiberg*: ἀπὸ τῶν V: ἀφ' ὅτων *Gad.*: ἀπ' ὅτεων *Gomperz, 70* 23 εἶναι *del. Gad.* 24 εἰς V μὲν] vero *Lat.*^{p}

Klima in sich ähnlich ist, gibt es keine Zerstörungen oder Schädigungen bei der Zusammenballung des Samens, wenn nicht eine gewaltsame Einwirkung von außen oder eine Krankheit ihn trifft.

20. Nun werde ich einen wichtigen Beweis für ihre Feuchtigkeit geben. Bei den meisten *Skythen* und gewiß bei allen, die Nomaden sind, wird man finden, daß die Schultern, die Arme, die Handwurzeln, die Brust und die Hüften gebrannt (tätowiert) sind, und zwar aus keinem anderen Grunde als wegen der Feuchtigkeit und Schlaffheit
ihrer Natur; denn sie können infolge ihrer Feuchtigkeit und Schlaff- 2
heit weder den Bogen spannen noch sich mit der Schulter in den Speer legen. Wenn sie aber tätowiert sind, wird die Fülle der Feuchtigkeit aus den Gelenken ausgeschieden, und ihr Körper wird straffer, kräf-
tiger und besser gegliedert. Übrigens sind sie krummbeinig und ge- 3
dunsen, erstens weil sie nicht gewickelt werden wie (die Kinder) in *Ägypten* – das ist nämlich bei ihnen nicht Sitte mit Rücksicht auf das Reiten, damit sie ein breites Gesäß bekommen –, ferner wegen ihrer sitzenden Lebensweise. Denn die Knaben sitzen, solange sie nicht imstande sind zu reiten, die längste Zeit im Wagen und gehen infolge ihrer nomadischen Lebensweise nur wenig. Die Mädchen und Frauen aber sind ganz erstaunlich krummbeinig und aufgeschwemmt anzusehen. Außerdem ist die *skythische* Rasse von rötlicher Hautfarbe wegen der Kälte und aus Mangel an starker Sonnenbestrahlung. Denn von der Kälte wird die weiße Farbe verbrannt und wird rot.

21. Menschen von derartiger Konstitution können nicht kinderreich sein. Denn die Männer bekommen nicht viel Lust zum Geschlechtsverkehr wegen der Feuchtigkeit ihrer Natur und wegen der Schlaffheit und Kälte ihres Leibes. Das sind Voraussetzungen, unter denen der Mann am wenigsten zum Geschlechtsverkehr imstande ist. Außerdem werden sie dadurch, daß sie immer von den Pferden geschüttelt
werden, schwach zum Verkehr. Das sind die Gründe bei den Männern. 2

αἱ προφάσιες γίγνονται, τῇσι δὲ γυναιξὶν ἥ τε πιότης τῆς σαρκὸς καὶ
ὑγρότης· οὐ γὰρ δύνανται ἔτι ξυναρπάζειν αἱ μῆτραι τὸν γόνον· οὔτε
γὰρ ἐπιμήνιος κάθαρσις αὐτῇσι γίγνεται ὡς χρεών ἐστιν, ἀλλ᾽ ὀλίγον
καὶ διὰ χρόνου, τό τε στόμα τῶν μητρέων ὑπὸ πιμελῆς ξυγκλείεται καὶ
οὐχ ὑποδέχεται τὸν γόνον, αὗταί τε ἀταλαίπωροι καὶ πίειραι καὶ αἱ
3 κοιλίαι ψυχραὶ καὶ μαλακαί. καὶ ὑπὸ τούτων τῶν ἀναγκέων οὐ πολύ-
γονόν ἐστι τὸ γένος τὸ Σκυθικόν. μέγα δὲ τεκμήριον αἱ οἰκέτιδες ποι-
εῦσιν· οὐ γὰρ φθάνουσι παρὰ ἄνδρα ἀφικνεύμεναι καὶ ἐν γαστρὶ ἴσχουσι
διὰ τὴν ταλαιπωρίην καὶ ἰσχνότητα τῆς σαρκός.
22. Ἔτι δὲ πρὸς τούτοισιν εὐνουχίαι γίνονται [οἱ] πλεῖστοι ἐν Σκύ-
θῃσι καὶ γυναικεῖα ἐργάζονται διαλέγονταί τε ὁμοίως καὶ αἱ γυναῖκες·
2 καλεῦνταί τε οἱ τοιοῦτοι Ἀναριεῖς. οἱ μὲν οὖν ἐπιχώριοι τὴν αἰτίην
προστιθέασι θεῷ καὶ σέβονταί τε τούτους τοὺς ἀνθρώπους καὶ προσκυ-
3 νεῦσι δεδοικότες περὶ ἑωυτῶν ἕκαστοι. ἐμοὶ δὲ καὶ αὐτῷ δοκεῖ ταῦτα τὰ
πάθεα θεῖα εἶναι καὶ τἆλλα πάντα καὶ οὐδὲν ἕτερον ἑτέρου θειότερον
78 οὐδὲ ἀνθρωπινώτερον, ἀλλὰ πάν|τα ὁμοῖα καὶ πάντα θεῖα· ἕκαστον δὲ
4 ἔχει φύσιν τῶν τοιούτων καὶ οὐδὲν ἄνευ φύσιος γίγνεται. καὶ τοῦτο τὸ
πάθος ὥς μοι δοκεῖ γίγνεσθαι, φράσω· ὑπὸ τῆς ἱππασίης αὐτοὺς κέδ-
ματα λαμβάνει ἅτε ἀεὶ κρεμαμένων ἀπὸ τῶν ἵππων τοῖσι ποσίν, ἔπειτα
5 ἀποχωλοῦνται καὶ ἑλκοῦνται τὰ ἰσχία, οἳ ἂν σφόδρα νοσήσωσιν· ἰῶνται
δὲ σφᾶς αὐτοὺς τρόπῳ τοιῷδε· ὁκόταν γὰρ ἄρχηται ἡ νοῦσος, ὄπισθεν
τοῦ ὠτὸς ἑκατέρου φλέβα τάμνουσιν· ὅταν δὲ ἀπορρυῇ τὸ αἷμα, ὕπνος

1 ἥ – σαρκὸς] die Weichheit ihrer Körper *Ḥun.* 2 γὰρ *om. Lat.*^{p} *post* γόνον *add.* Wir müssen unseren Geist auf das, wovon die Rede ist, hinrichten *Ḥun.* 4 καὶ^{I} *om. Lat.*^{p} *Ḥun.* τό τε στόμα] meatum autem *Lat.*^{p} 5 αὗταί τε *van der Linden*: und sie *Ḥun.*: αὗταί τε V: hec *Lat.*^{p} ἀταλαίπωροι καὶ πίειραι] müßig (?), lässig, bewegen sich und laufen nicht *Ḥun.* 6 καὶ^{II} *om. Lat.*^{p} καὶ^{II} – 7 Σκυθικόν *om. Ḥun.* ἀναγκαίων V 7 μέγα *Ald.*: magnum *Lat.*^{p}: größte *Ḥun.*: μετὰ V ποιέουσιν *del. Wilamowitz* 8 ἴσχουσαι V: *corr. Corn.* 10 δὲ *scripsi coll. p. 40,25*: τε V: etiam *Lat.*^{p}: *om. Ḥun.* [οἱ] πλεῖστοι] viele *Ḥun.*: plurimi *Lat.*^{p}: οἱ *del. Koraes* 11 διαλέγονταί – γυναῖκες *scripsi*: und weich reden wie die Frauen *Ḥun.*: καὶ αἱ γυν. διαλ. τε ὁμοίως V: et uti miliabres (mulieres *Kühlewein*) *Lat.*^{p}: ὡς αἱ γυν. διαλέγονται *Ald.*: καὶ ὡς αἱ γυν. διαιτεῦνται διαλ. *Gomperz, Wien. SB 103, 1883, 174* 12 καλεῦνταί – Ἀναριεῖς *om. Lat.*^{p} καλεῦνταί – 18 φράσω *om. Ḥun.* τε *del. Wilamowitz* Ἀναριεῖς *Gomperz, l. l.*: ἀνδριεῖς V τὴν αἰτίην] causam istam *Lat.*^{p} 13 τούτους τοὺς] huius modi *Lat.*^{p}: *an* τοὺς τοιούτους *scrib.?* 14 τε ωὑτέων V: *corr. Koraes* καὶ *om. Lat.*^{p} 15 ἑτέρου *om. Lat.*^{p} 16 πάντα – καὶ *Gad. Lat.*^{p}: *om.* V 16sq. ἕκαστον ἔχει φύσιν τῶν τοιουτέων V: ἕκαστον δὲ αὐτέων ἔχει φύσιν *Gad.*: unaquaeque habet natura⟨m⟩ eorum *Lat.*^{p}: ἕκ. δὲ ἔχει φύσιν τὴν ἑωυτοῦ *Wilamowitz coll. Morb. Sacr. VI 394,15 L.* 19 καταλαμβάνει *Gad.*: habere *Lat.*^{p}: bekommen *Ḥun.* 20 ἀποχωλοῦνται] obdurescent *Lat.*^{p} ἑλκοῦνται *Mercurialis*: ἕλκονται V: ἑλκοῦσιν *Gad.*: vulnerant⟨ur⟩ *Lat.*^{p}: *om. Ḥun.* τὰ ἰσχία] pedes et vertebra *Lat.*^{p}: in den Hüften und Gicht (*sic*) *Ḥun.* οἳ – 74,3 γόνος *om. Ḥun.* οἳ ἂν] ὅταν *Gad.*: quarum *Lat.*^{p} 21 σφᾶς αὐτοὺς] ἑαυτοὺς *Gad.* γὰρ *om.* V *Lat.*^{p} 22 ἑκατέρου *Gad.*: ἑκάτερα V: utramque *Lat.*^{p} ὁκόταν *Gad.* δὲ *om. Lat.*^{p}

Bei den Frauen aber ist die Fettigkeit und Feuchtigkeit ihres Fleisches
schuld; denn die Gebärmutter kann den Samen nicht an sich ziehen.
Außerdem kommt bei ihnen die monatliche Reinigung nicht, wie es
nötig ist, sondern (nur) spärlich und gelegentlich. Der Muttermund ist
von Fett verschlossen und nimmt den Samen nicht auf, und sie selbst
sind träge und fett, und ihre Bäuche sind kalt und schlaff. Aus diesen 3
Gründen ist die skythische Rasse nicht kinderreich. Ein wichtiger
Beweis (aus dem Gegenteil): Die Sklavinnen sind kaum mit einem
Mann zusammengekommen, da empfangen sie auch schon, weil ihr
Fleisch durch Arbeit straff und trocken ist.

22. Außerdem gibt es bei den Skythen besonders viele Eunuchen,
die Frauenarbeit verrichten und ähnlich wie Frauen sprechen. Diese
Menschen werden Anarieis genannt. Die Einheimischen schreiben die 2
Schuld (an ihrem Zustand) einer Gottheit zu und verehren diese Men-
schen und werfen sich vor ihnen nieder, da jeder für sich selbst (das
gleiche) fürchtet. Mir für meine Person scheinen diese Leiden ebenso 3
göttlich zu sein wie alle anderen und keins göttlicher oder menschlicher
als ein anderes, sondern alle gleich und alle göttlich. Ein jedes von
diesen hat Natur, und keins entsteht ohne Natur. Nun will ich sagen, 4
wie dieses Leiden meiner Ansicht nach entsteht. Infolge des Reitens
werden sie von rheumatischen Beschwerden befallen, da sie mit ihren
Beinen immer über den Pferden hängen. Dann werden sie lahm und
bekommen Geschwüre an den Hüften, soweit sie ernstlich krank
werden. Sie heilen sich auf folgende Weise: Wenn die Krankheit an- 5
fängt, schneiden sie hinter beiden Ohren eine Ader auf. Wenn das
Blut abgeflossen ist, überfällt sie infolge ihrer Schwäche der Schlaf,

ὑπολαμβάνει ὑπὸ ἀσθενείης, καὶ καθεύδουσιν· ἔπειτα ἀνεγείρονται οἱ μέν
6 τινες ὑγιεῖς ἐόντες, οἱ δ' οὔ. ἐμοὶ μὲν οὖν δοκεῖ ἐν ταύτῃ τῇ ἰήσει δια-
φθείρεσθαι ὁ γόνος· εἰσὶ γὰρ παρὰ τὰ ὦτα φλέβες, ἃς ἤν τις ἐπιτάμῃ,
ἄγονοι γίγνονται οἱ ἐπιτμηθέντες· ταύτας τοίνυν μοι δοκεῦσι τὰς φλέβας
7 ἐπιτάμνειν. οἱ δὲ μετὰ ταῦτα, ἐπειδὰν ἀφίκωνται παρὰ γυναῖκας καὶ μὴ
οἷοί τε ἔωσι χρῆσθαί σφισιν [αὐταῖς], τὸ πρῶτον οὐκ ἐνθυμεῦνται, ἀλλ'
ἡσυχίην ἔχουσιν· ὁκόταν δὲ δὶς καὶ τρὶς ⟨καὶ⟩ πλεονάκις αὐτοῖσι πειρω-
μένοισι μηδὲν ἀλλοιότερον ἀποβαίνῃ, νομίσαντές τι ἡμαρτηκέναι τῷ θεῷ,
ὃν ἐπαιτιῶνται, ἐνδύονται στολὴν γυναικείην καταγνόντες ἑωυτῶν ἀν-
ανδρείην γυναικίζουσί τε καὶ ἐργάζονται μετὰ τῶν γυναικῶν ἃ καὶ
ἐκεῖναι.

80 8 Τοῦτο δὲ πάσχουσι Σκυθέων [οἱ πλούσιοι] οὐχ οἱ κά|κιστοι, ἀλλ' οἱ
εὐγενέστατοι καὶ ἰσχὺν πλείστην κεκτημένοι διὰ τὴν ἱππασίην, οἱ δὲ πέ-
9 νητες ἧσσον· οὐ γὰρ ἱππάζονται. καίτοι ἐχρῆν, εἴ τι θειότερον τοῦτο
τὸ νόσευμα τῶν λοιπῶν ἐστιν, οὐ τοῖσι γενναιοτάτοισι τῶν Σκυθέων
καὶ τοῖσι πλουσιωτάτοισι προσπίπτειν μούνοισιν, ἀλλὰ τοῖσιν ἅπασιν
ὁμοίως καὶ μᾶλλον τοῖσιν ὀλίγα κεκτημένοισι, τιμώμενοι δὴ εἰ χαίρουσιν
οἱ θεοὶ καὶ θαυμαζόμενοι ὑπ' ἀνθρώπων καὶ ἀντὶ τούτων χάριτας ἀπο-
διδόασιν· εἰκὸς γὰρ τοὺς μὲν πλουσίους θύειν πολλὰ τοῖσι θεοῖσι καὶ
ἀνατιθέναι ἀναθήματα ἐόντων χρημάτων καὶ τιμᾶν, τοὺς δὲ πένητας
ἧσσον διὰ τὸ μὴ ἔχειν, ἔπειτα καὶ ἐπιμέμφεσθαι, ὅτι οὐ διδόασι χρήματα
αὐτοῖσιν, ὥστε τῶν τοιούτων ἁμαρτιῶν τὰς ζημίας τοὺς ὀλίγα κεκτη-
10 μένους φέρειν μᾶλλον ἢ τοὺς πλουσίους. ἀλλὰ γάρ, ὥσπερ καὶ πρότερον
ἔλεξα, θεῖα μὲν καὶ ταῦτά ἐστιν ὁμοίως τοῖσιν ἄλλοισι, γίγνεται δὲ κατὰ
11 φύσιν ἕκαστα. καὶ ἡ τοιαύτη νοῦσος ἀπὸ τοιαύτης προφάσιος τοῖσι
Σκύθῃσι γίνεται, οἵην εἴρηκα. ἔχει δὲ καὶ κατὰ τοὺς λοιποὺς ἀνθρώ-
πους ὁμοίως· ὅκου γὰρ ἱππάζονται μάλιστα καὶ πυκνότατα, ἐκεῖ πλεῖστοι
ὑπὸ κεδμάτων καὶ ἰσχιάδων καὶ ποδαγριῶν ἁλίσκονται καὶ λαγνεύειν
12 κάκιστοί εἰσι. ταῦτα δὲ τοῖσι Σκύθῃσι πρόσεστι καὶ εὐνουχοειδέστατοί
82 εἰσιν ἀνθρώπων διὰ τὰς ⟨προειρημένας⟩ προφάσιας καὶ | ὅτι ἀναξυρίδας

2 δοκέουσι *Gad.* 3 ὁ γόνος *Gad.*: *om.* V *Lat.p* ἐὰν V 4 ταύτας – 76,5 γένεος *om.* *Hun.* 5 γυναῖκας *Lat.p* *Calvus*: γυναῖκα V 6 ὦσι V σφῆσιν αὐταῖς V: illas *Lat.p*: αὐταῖς *del.* *Koraes* 7 καὶ *add.* *Lat.p* *Corn.*[1] 8 ἀλλοιότερον] tantum *Lat.p* 9 γυναικείην – ἀνανδρείην *om.* *Lat.p* σφῶν ἑωυτέων *Gad.* ἀνανδρείη *Gad.* 10sq. ἃ καὶ ἐκεῖναι *om.* *Lat.p* 12 οἱ πλούσιοι *del.* *Cobet, 70* 14 γὰρ] de quanta qualiter *Lat.p* εἴ τι *scripsi*: ἐπεὶ V: inquid (*leg.* si quid*?*) *Lat.p*: εἴπερ *Cobet, 79* 17 *post* τοῖσιν *add.* τε *Gad.* τιμώμενοι δὴ εἰ *Pohlenz, Hippokrates, 1938, 107* (*cf. E. Hipp. 8*: εἰ δὴ τιμ. *Koraes*): οὐ (ἢ *Gad.*) τιμωμένοισιν ἤδη εἰ V *Gad.* *Lat.p* 19 γὰρ] ergo enim *Lat.p* 20 χρημάτων καὶ τιμᾶν V: patrimonia et muneribus *Lat.p*: χρημάτων πολλῶν καὶ τιμῶν *Gad.* 21 ἔπειτα καὶ] efficere et *Lat.p* ἐπιμέμφεσθαι *scripsi*: ἐπιμεμφομένους V: querellantes *Lat.p* 24 γίγνεται *Ald.*: fiunt *Lat.p*: γίγνεσθαι V 28 ὑπὸ κεδμάτων *Ald.*: ὑπὸ κελμάτων V: ea motibus *Lat.p* 28sq. καὶ^{III} – εἰσι] et tortiones inutiles sunt *Lat.p* 29 ταῦτα – 30 εἰσιν] et speciores sunt *Lat.p* τοῖσι *Koraes*: τοῖσίδε V 30 προειρημένας *add.* *Littré*: predictas *Lat.p* ἀναξηρίδας V: *corr.* *m. sec.*

und sie schlafen ein; dann wachen sie wieder auf, und manche von
ihnen sind gesund, andere nicht. Mir scheint es nun, daß durch diese 6
Heilmethode die Zeugungskraft zerstört wird; denn an den Ohren
laufen Adern entlang, und wenn man sie zerschneidet, werden die, die
dort geschnitten sind, unfähig zum Verkehr. Diese Adern, so scheint
mir, schneiden sie auf. Und später, wenn sie zu Frauen gekommen sind 7
und nicht mit ihnen verkehren können, kümmern sie sich zunächst
nicht darum, sondern verhalten sich still. Wenn es ihnen aber bei zwei-
oder dreimaligem oder noch öfterem Versuch nicht anders geht, so
meinen sie, sie hätten der Gottheit gegenüber, der sie die Schuld bei-
legen, gefehlt, sprechen sich selbst die Mannheit ab und legen Frauen-
kleidung an, reden wie die Frauen und tun dieselbe Arbeit wie die
Frauen.

Das erleiden unter den Skythen nicht die Schlechtesten, sondern 8
die Edelsten und Mächtigsten infolge des Reitens, die Armen aber
weniger, denn diese reiten nicht. Und doch müßte diese Krankheit, 9
wenn sie göttlicher ist als die übrigen, nicht den edelsten und reichsten
Skythen allein zustoßen, sondern allen in gleicher Weise und sogar
noch mehr denen, die wenig besitzen, wenn nämlich die Götter sich
wirklich darüber freuen, daß sie von den Menschen geehrt und be-
wundert werden, und ihnen dafür ihren Dank abstatten. Denn es ist
doch natürlich, daß die Reichen den Göttern viele Opfer bringen und
Weihgaben aufstellen, weil sie ja Geld haben, und sie dadurch ehren;
die Armen aber (ehren sie) weniger, weil sie nichts haben, und machen
ihnen außerdem noch Vorwürfe, weil sie ihnen kein Geld geben, so
daß die wenig Besitzenden mehr Strafe für derartige Verfehlungen
erhalten müßten als die Reichen. Aber wie ich schon vorhin sagte, 10
göttlich ist dieser Vorgang in der gleichen Weise wie alles übrige, und
es geschieht alles gemäß der Natur. Und so befällt diese Krankheit 11
die Skythen aus einer Ursache von der Art, wie ich sie angegeben
habe, und bei den übrigen Menschen verhält es sich ebenso. Denn wo
sie am meisten und häufigsten reiten, da werden sehr viele von rheuma-
tischen Beschwerden, Hüftweh und Podagra befallen, und sie sind am
wenigsten fähig zum Geschlechtsverkehr. Diese Gründe gelten auch 12
für die Skythen, und sie neigen am meisten unter den Menschen zur
Eunuchie aus den oben erwähnten Ursachen, außerdem auch deshalb,

ἔχουσιν ἀεὶ καί εἰσιν ἐπὶ τῶν ἵππων τὸ πλεῖστον τοῦ χρόνου, ὥστε μήτε χειρὶ ἅπτεσθαι τοῦ αἰδοίου ὑπό τε τοῦ ψύχεος καὶ τοῦ κόπου ἐπιλαθέσθαι τοῦ ἱμέρου καὶ τῆς μίξιος καὶ μηδὲν παρακινεῖν πρότερον ἢ ⟨ἀν⟩ανδρωθῆναι.

23. Περὶ μὲν οὖν τῶν Σκυθέων οὕτως ἔχει τοῦ γένεος. τὸ δὲ λοιπὸν
γένος τὸ ἐν τῇ Εὐρώπῃ διάφορον αὐτὸ ἑωυτῷ ἐστι καὶ κατὰ τὸ μέγεθος
καὶ κατὰ τὰς μορφὰς διὰ τὰς μεταλλαγὰς τῶν ὡρέων, ὅτι μεγάλαι γίγνον-
ται καὶ πυκναὶ καὶ θάλπεά τε ἰσχυρὰ καὶ χειμῶνες καρτεροὶ καὶ ὄμβροι
πολλοὶ καὶ αὖτις αὐχμοὶ πολυχρόνιοι καὶ πνεύματα, ἐξ ὧν μεταβολαὶ
84 2 γίνονται πολλαὶ καὶ παντοδαπαί. | [ἀπὸ] τούτων εἰκὸς αἰσθάνεσθαι καὶ
τὴν γένεσιν ἐν τῇ ξυμπήξει τοῦ γόνου ⟨καὶ ἄλλοτε⟩ ἄλλην καὶ μὴ τῷ
αὐτῷ ⟨τὴν⟩ αὐτὴν γίγνεσθαι ἔν τε τῷ θέρει καὶ τῷ χειμῶνι μηδὲ ἐν
3 ἐπομβρίῃ καὶ αὐχμῷ. διότι τὰ εἴδεα διηλλάχθαι νομίζω τῶν Εὐρω-
παίων μᾶλλον ἢ τῶν Ἀσιηνῶν καὶ τὰ μεγέθεα διαφορώτατα αὐτὰ
ἑωυτοῖσιν εἶναι κατὰ πόλιν ἑκάστην· αἱ γὰρ φθοραὶ πλείονες ἐγγίγνονται
τοῦ γόνου ἐν τῇ ξυμπήξει ἐν τῇσι μεταλλαγῇσι τῶν ὡρέων πυκνῇσιν
4 ἐούσῃσιν ἢ ἐν τῇσι παραπλησίῃσι καὶ ὁμοίῃσι. περί τε τῶν ἠθέων ωὑτὸς
λόγος· τό τε ἄγριον καὶ τὸ ἀμείλικτον καὶ τὸ θυμοειδὲς ἐν τῇ τοιαύτῃ
φύσει ἐγγίγνεται· αἱ γὰρ ἐκπλήξιες πυκναὶ γιγνόμεναι τῆς γνώμης τὴν
5 ἀγριότητα ἐντιθέασι, τὸ δὲ ἥμερόν τε καὶ ἤπιον ἀμαυροῦσι. διότι εὐ-
ψυχ[ρ]οτέρους νομίζω τοὺς τὴν Εὐρώπην οἰκεῦντας εἶναι ἢ τοὺς τὴν
Ἀσίην· ἐν μὲν γὰρ τῷ ἀεὶ ⟨ὁμοίῳ καὶ⟩ παραπλησίῳ αἱ ῥαθυμίαι ἔνεισιν,
ἐν δὲ τῷ μεταβαλλομένῳ αἱ ταλαιπωρίαι τῷ σώματι καὶ τῇ ψυχῇ, καὶ
ἀπὸ μὲν ἡσυχίης καὶ ῥαθυμίης ἡ δειλίη αὔξεται, ἀπὸ δὲ τῆς ταλαιπωρίης

18sq.] Gal. Scr. min. II 59,16sq.

1 *post* χρόνου *add.* et ipsis permanet *Lat.*p 2 τε *om. Lat.*p ἐπιλήθεσθαι *Koraes* 4 ἀνανδρωθῆναι *Corn.*: ἀνδρωθῆναι V: virificant *Lat.*p 6 διάφορον – ἐστι *om. Lat.*p ἑωυτοῦ *Gad.* 8 τε] τις *Gad.* 9 πνεύματα] häufige Winde *Ḥun.* 10 γίνονται *Gad.*: *om.* V *Lat.*p ἀπὸ *del. Koraes* αἰσθάνεσθαι (*cf. supra p. 50,11 Morb. Sacr. VI 386,6 L.*)] fieri *Lat.*p: *om. Ḥun.*: *del. Kühlewein*: συνίστασθαι *Wilamowitz* 11 ἐμπήξει *Gad.*: quagulationem *Lat.*p: Erstarrung *Ḥun.* τοῦ τόνου V: des Samens *Ḥun.*: *corr. Corn.* τοῦ γόνου – 16 ξυμπήξει *om. Lat.*p τῆς γονῆς ἄλλην ἢ τοῦτο ἐν τῇ αὐτῇ γ. *Gad.* καὶ ἄλλοτε *add. Koraes*: ὥστε ἄλλοτε *add. Gomperz*: *post* ἄλλην *add.* τε *Heiberg* μὴ] μηδὲ *Wilamowitz* 12 τὴν *add. edd.* μηδὲ ἐν *Corn.*[1]: μηδὲν V μηδὲ – αὐχμῷ *inclus. Gad.* 13 ἐπομβρῇ V: *corr. Corn.*[1] διηλλάχθη V: *corr. Zwinger* 14 τὰ μεγέθεα *om. Ḥun.* διαφορώτερα *Gad.*: verschieden *Ḥun.* 15 φθοραὶ (*cf. supra p. 70,1*)] μορφαὶ *Gad.*: die Gestalten unterscheiden sich sehr *Ḥun.* 16 τοῦ γόνου *Corn.*[1]: des Samens *Ḥun.*: τοῦ τόνου V: τῆς γαίης *Gad.* 18 τε] δὲ *Gal. Scr. min. II 59,16 Lat.*p ἀμείλικτον *Heiberg ex Gal. Scr. min. II 59,16*: ἀμίαντον V: ἄμικτον *Gad.*: wobei sie mit den Menschen keinen vertrauten Umgang haben *Ḥun.*: ⟨im?⟩mansuetum *Lat.*p 20 ἀμαυρῶσιν *Gad.* διότι *Corn.* (*cf. supra l. 13*): deswegen *Ḥun.*: καὶ ὅτι V: et quoniam *Lat.*p: διὸ καὶ *Kühlewein* εὐψυχροτέρους V: *corr. Corn.*[1] 21 τὴν – τοὺς *om. Lat.*p 22 ὁμοίῳ καὶ παραπλησίῳ *scripsi, cf. supra l. 17*: quod semper similis est et indifferes *Lat.*p: παραπλησίως V (παραπλησίῳ *Koraes*): ὁμοίως παραπλησίως *Gad.*: von seiten der Lüfte und ihrer Gleichheit *Ḥun.*

weil sie immer Hosen tragen und die meiste Zeit zu Pferde sind, so
daß sie mit der Hand nicht das Glied berühren und infolge der Kälte
und des Schüttelns das Begehren nach Geschlechtsverkehr vergessen
und nicht in Erregung geraten, bis sie ihre Mannheit verlieren.

23. So verhält es sich also mit der Rasse der Skythen. Die übrige
Bevölkerung in Europa ist in sich verschieden an Wuchs und an
Gestalt wegen der Unterschiede des Klimas, weil diese groß und häufig
sind und starke Hitze und heftige Winterkälte, viel Regen und anderer-
seits wieder langdauernde Dürre und Winde auftreten. Daraus ergeben
sich viele Schwankungen der verschiedensten Art. Darauf reagiert na- 2
türlich auch die Zeugung bei der Zusammenballung des Samens, und
sie ist verschieden und auch bei demselben Menschen nicht dieselbe
im Sommer und Winter und in regnerischer und dürrer Zeit. Darum, 3
meine ich, sind die Gestalten und der Wuchs der Europäer mehr
als die der Asiaten in jeder einzelnen Stadt sehr voneinander unter-
schieden. Denn es ergeben sich mehr Schäden in der Zusammenballung
des Samens bei häufigen Umschlägen des Klimas, als wenn dieses in
sich ähnlich und gleich ist. Von den Sitten ist dasselbe zu sagen. 4
Wildheit, Unzugänglichkeit, Mut und Zorn zeigt sich in derartigen
Naturen. Denn häufige Erschütterungen flößen dem Geist Wildheit
ein und bringen Zahmheit und Milde zum Verschwinden. Darum meine 5
ich, daß die Bewohner Europas beherzter sind als die Asiens. Denn
im immer Gleichen und Ähnlichen liegt der Grund zur Schlaffheit, im
ständig sich Wandelnden aber der Widerstandswille für Körper und
Seele. Aus Ruhe und Schlaffheit wächst die Feigheit, aus der Bereit-

6 καὶ τῶν πόνων αἱ ἀνδρεῖαι. διὰ τοῦτό εἰσι μαχιμώτεροι οἱ τὴν Εὐρώπην
οἰκεῦντες, καὶ διὰ τοὺς νόμους, ὅτι οὐ βασιλεύονται ὥσπερ οἱ Ἀσιηνοί.
7 ὅκου γὰρ βασιλεύονται, ἐκεῖ ἀνάγκη δειλοτάτους εἶναι· εἴρηται δέ μοι
86 καὶ πρότερον· αἱ γὰρ ψυχαὶ δεδούλωνται καὶ οὐ βούλονται παρα|κιν-
8 δυνεύειν ἑκόντες εἰκῇ ὑπὲρ ἀλλοτρίης δυνάμιος. οἱ δὲ αὐτόνομοι· ὑπὲρ
ἑωυτῶν γὰρ τοὺς κινδύνους αἱρεῦνται καὶ οὐκ ἄλλων· προθυμεῦνται
ἑκόντες καὶ ἐς τὸ δεινὸν ἔρχονται· τὰ γὰρ ἀριστεῖα τῆς νίκης αὐτοὶ φέ-
ρονται. οὕτως οἱ νόμοι οὐχ ἥκιστα τὴν εὐψυχίην ἐργάζονται.

24. Τὸ μὲν οὖν ὅλον καὶ τὸ ἅπαν οὕτως ἔχει περί τε τῆς Εὐρώπης
καὶ τῆς Ἀσίης. ἔνεισι δὲ καὶ ἐν τῇ Εὐρώπῃ φῦλα διάφορα ἕτερα ἑτέροισι
καὶ τὰ μεγέθεα καὶ τὰς μορφὰς καὶ τὰς ἀνδρείας· τὰ δὲ διαλλάσσοντα
ταὐτά ἐστιν, ἃ καὶ ἐπὶ τῶν πρότερον εἴρηται· ἔτι δὲ σαφέστερον φράσω.
2 ὁκόσοι μὲν χώρην ὀρεινήν τε οἰκεῦσι καὶ τρηχεῖαν καὶ ὑψηλὴν καὶ εὔ-
υδρον, καὶ αἱ μεταβολαὶ αὐτοῖσι γίγνονται τῶν ὡρέων μέγα διάφοροι,
ἐνταῦθα εἰκὸς ⟨τὰ⟩ εἴδεα μεγάλα εἶναι καὶ πρὸς τὸ ταλαίπωρον καὶ τὸ
ἀνδρεῖον εὖ πεφυκότα, καὶ τό τε ἄγριον καὶ τὸ θηριῶδες αἱ τοιαῦται
3 φύσιες οὐχ ἥκιστα ἔχουσιν. ὁκόσοι δὲ κοῖλα χωρία καὶ λειμακώδεα καὶ
πνιγηρά, καὶ τῶν θερμῶν πνευμάτων πλέον μέρος μετέχουσιν ⟨ἢ⟩ τῶν
88 ψυχρῶν | ὕδασί τε χρέονται θερμοῖσιν, οὗτοι δὲ μεγάλοι μὲν οὐκ ἂν
εἴησαν οὐδὲ κανονίαι, εἰς εὖρος δὲ πεφυκότες καὶ σαρκώδεες καὶ μελανό-
τριχες καὶ αὐτοὶ μέλανες μᾶλλον ἢ λευκότεροι, φλεγματίαι δὲ ἧσσον ἢ
χολώδεες· τό τε ἀνδρεῖον καὶ ⟨τὸ⟩ ταλαίπωρον ἐν τῇ ψυχῇ φύσει μὲν
4 οὐκ ἂν ὁμοίως ἐνείη, νόμος δὲ προσγενόμενος ἀπεργάσαιτ' ἄν. καὶ εἰ μὲν

13–23] Gal. Scr. min. II 59,18–60,15   20 κανονίαι] Gal. XIX 108,6 K.

2 διὰ τοὺς νόμους *om. Ḥun.*   ὥσπερ — 11 διαλλάσσοντα *om. Ḥun.*   5 εἰκῇ *om. Lat.*[p]   οἱ δὲ] qui autem ... sunt *Lat.*[p]: οὗτοι δὲ V   6sq. ἄλλων — ἑκόντες] ab aliis pelluntur inviti *Lat.*[p]   7 ἀριστεῖα] palma *Lat.*[p]: ἀριστεῖα ἔρια *Gad.*   11 δὲ *om. Lat.*[p]   12 ταὐτά *Zwinger*: ταῦτ' V: hec *Lat.*[p]   ἐπὶ τῷ προτέρῳ *Gad.*: in prioribus *Lat.*[p]: über die kleinen Kinder (!) *Ḥun.*   φράζω V *Ḥun.*   13 ὅσοι *Gal. Scr. min. II 59,18*   καὶ[I] *add. Gal. Scr. min. II 60,1*   ἔνυδρον *Gal. Scr. min. II 60,2*: ἄνυδρον (εὔ *supra*) *Gad.*: aquas has (aquosam?) *Lat.*[p]: das viele Wasser hat *Ḥun.*   14 μέγα] et *Lat.*[p]   15 τὰ *addidi, cf. infra p. 80,9*   μεγάλα] verschiedene *Ḥun.*   16 καὶ[I] — 17 ἔχουσιν] und sie Unglücksfälle und schwere Ereignisse ertragen, und das Ungestüm ihrer Seelen ist wild und roh *Ḥun.*   τε] γε *Gad.*   17 ὅσοι *Gal. Scr. min. II 60,6*   17sq. καὶ πνιγηρά *om. Lat.*[p]   18 μετέχ⟨οντα οἰκέ⟩ουσι *Wilamowitz*   ἢ *add. Gal. Scr. min. II 60,8 Lat.*[p]: heiße Winde und nicht kalte *Ḥun.*   19 τε *om. Lat.*[p]   20 οὐδὲ — πεφυκότες] οὐδ' εὐμήκεες, εὐρέες δὲ *Gad. ex Gal. vulg.* (*cf. IV 801,1 K.*): nicht gleichmäßig, sondern breit *Ḥun.*: neque in latitudinem effecti (*om.* κανονίαι) *Lat.*[p]   21sq. φλεγματίαι — χολώδεες] phlegmatisch und nicht gelbgallig *Ḥun.*   22 τὸ δὲ *Gal. Scr. min. II 60,12*: quod enim *Lat.*[p]   τὸ[II] *add. Koraes ex Galeno Scr. min. II 60,13*   23 ἐνείη] ἔχοιεν *Gad.*   ἀπεργάσαιτ' ἄν *Koraes*: ἀπεργάσοιτ' ἄν V: ἀπεργάζεται *Gal. Scr. min. II 60,14*: ὑπεργάσεται [νόμον *ex Gal. verbis propriis*] ὡσὶ τοῦ εἴδεος οὐχ ὑπάρχοντος *Gad.*: efficiet sicut speciem constitutam *Lat.*[p]: es sei denn, daß sie dies durch die Gewöhnung gewinnen, weil diese Sache bei ihnen nicht natürlich ist *Ḥun.*

schaft zu Mühsal und Arbeit aber die Tapferkeit. Darum sind die Be- 6
wohner Europas kriegerischer, außerdem aber auch wegen ihrer poli-
tischen Einrichtungen, weil sie nicht unter Königsherrschaft stehen
wie die Asiaten. Denn wo die Menschen unter Königsherrschaft 7
stehen, sind sie notwendig sehr feige – ich habe ja auch vorher schon
davon gesprochen –; die Seelen sind nämlich versklavt, und so sind
sie nicht bereit, freiwillig und ohne lange Überlegung Gefahren für
eine fremde Herrschaft zu bestehen. Die aber, die sich selbst regieren, 8
sind, da sie für sich selbst und nicht für andere die Gefahren auf sich
nehmen, gern dazu bereit und begeben sich in Gefahr. Denn den Preis
des Sieges tragen sie selbst davon. So fördern die politischen Einrich-
tungen nicht zum wenigsten den Mut.

24. So verhält es sich im großen und ganzen mit Europa und
Asien. Man findet aber auch in Europa Stammesverschiedenheiten
nach Größe, Gestalt und Tapferkeit. Die Unterschiede liegen auf der-
selben Linie, wie es schon bei früherer Gelegenheit ausgeführt wurde.
Ich will es aber noch deutlicher sagen. Bei denen, die ein gebirgiges, 2
rauhes, hochgelegenes und gut bewässertes Land bewohnen und wo
große Unterschiede im Wechsel der Jahreszeiten bestehen, sind die
Gestalten natürlich groß und zum Bestehen von Mühsal und Gefahr
gut veranlagt, und Wildheit und Roheit sind solchen Naturen nicht
zum wenigsten eigen. Die aber, die ein tiefgelegenes, stickiges Wiesen- 3
land bewohnen, das mehr an den warmen als an den kalten Winden
teilhat, und warmes Wasser trinken, werden nicht groß und nach dem
Richtmaß gebaut sein, sondern sie gehen in die Breite und sind fleischig
und schwarzhaarig, und ihre Hautfarbe ist mehr dunkel als hell, und
sie haben weniger Schleim als Galle in sich. Tapferkeit und Wider-
standskraft wird in ihrer Seele von Natur weniger vorhanden sein, sie
kann aber durch die Einwirkung politischer Zustände hervorgerufen

ποταμοὶ ἐνείησαν ἐν τῇ χώρῃ, οἵτινες ἐκ τῆς χώρης ἐξοχετεύουσι τό τε
στάσιμον καὶ τὸ ὄμβριον, οὗτοι ἂν ὑγιηρότεροί τε εἴησαν καὶ λαμπρό-
τεροι· εἰ μέντοι ποταμοὶ μὲν μὴ εἴησαν, τὰ δὲ ὕδατα κρηναῖά τε καὶ
στάσιμα πίνοιεν καὶ ἑλώδεα, ἀνάγκη τὰ τοιαῦτα εἴδεα προγαστρότερα
90 5 εἶναι καὶ σπληνώδεα. | ὁκόσοι δὲ ὑψηλήν τε οἰκεῦσι χώρην καὶ λείην
καὶ ἀνεμώδεα καὶ εὔυδρον, εἴη ἂν ⟨τὰ⟩ εἴδεα μεγάλα καὶ ἑωυτοῖσι παρα-
6 πλήσια, [καὶ] ἀνανδρότεραι δὲ καὶ ἠπιώτεραι αἱ γνῶμαι. ὁκόσοι ⟨δὲ⟩
λεπτά τε καὶ ἄνυδρα καὶ ψιλά, τῇσι δὲ μεταβολῇσι τῶν ὡρέων οὐκ
εὔκρητα, ἐν ταύτῃ τῇ χώρῃ εἰκὸς τὰ εἴδεα σκληρά τε εἶναι καὶ ἔντονα
καὶ ξανθότερα ἢ μελάντερα καὶ τὰ ἤθεα καὶ τὰς ὀργὰς αὐθάδεάς τε καὶ
7 ἰδιογνώμονας. ὅκου γὰρ ⟨αἱ⟩ μεταβολαί εἰσι πυκνόταται τῶν ὡρέων καὶ
πλεῖστον διάφοροι αὐταὶ σφίσιν αὐτῇσιν, ἐκεῖ καὶ τὰ εἴδεα καὶ τὰ ἤθεα
καὶ τὰς φύσιας εὑρήσεις πλεῖστον διαφερούσας.
8 Μέγισται μὲν οὖν εἰσιν αὗται τῆς φύσιος αἱ διαλλαγαί, ἔπειτα δὲ καὶ
ἡ χώρη, ἐν ᾗ ἄν τις τρέφηται, καὶ τὰ ὕδατα· εὑρήσεις γὰρ ἐπὶ τὸ πλῆθος
τῆς χώρης τῇ φύσει ἀκολουθεῦντα καὶ ⟨τὰ⟩ εἴδεα τῶν ἀνθρώπων καὶ

5–11] Gal. Scr. min. II 60,20–61,9 8 λεπτά] Gal. XIX 118,2sq. K. 15 τρέφηται] Gal. XIX 141,10sq. K. 15–82,1] Gal. Scr. min. II 61,10–12

1 ἐνείησαν – χώρῃ] i⟨n⟩erunt *Lat.*^{p}: in ihm Flüsse sind *Ḥun.* ἐξοχετεύωσιν *Gad.* 2 ὑγιηρότεροί ... λαμπρότεροι *Lat.*^{p} *Ḥun.*: ὑγιηρότεροί ... (λαμπροί) *Gad.*: ὑγιηροί ... καὶ λαμπροί V 3 μὴ *om. Lat.*^{p} κρηναῖά] aus Quellen, Morästen *Ḥun.*: loca (lacu?) stabiles *Lat.*^{p}: λιμναῖα Barb. (*cf. supra p. 34,20*) 4 ἐδώδεα V 4sq. εἴδεα – σπληνώδεα] πρὸς γαστρὸς ἅτεα εἶναι καὶ σπλήνεα V: species ventrosas esse et spleneticas *Lat.*^{p}: so ist die Gestalt dieser Leute verschieden, und sie sind gelb, und ihre Bäuche sind groß, und ihre Milz ist ebenso *Ḥun.* 5 ὅσοι *Gal. Scr. min. II 60,20* δὲ *om. Lat.*^{p} λείην] equale *Lat.*^{p}: gleichmäßig *Ḥun.* (ὁμαλὴν? *cf. supra p. 56,20.58,2*) 6 καὶ^{II} – μεγάλα *om. Gad.* εἶεν *Gal. Scr. min. II 61,1*: erunt *Lat.*^{p}: εἴη⟨σαν⟩ *Rüst, 16 sq.* τὰ *add. Ermerins* μεγάλα ... παραπλήσια] μεγάλοι ... παραπλήσιοι *Gal. Scr. min. II 61,2* 7 καὶ^{I} *om. Lat.*^{p}: *del. Koraes* ἀνανδρότεραι *Gal. Scr. min. II 61,2 Gad.*: sie sind nicht stark und tapfer *Ḥun.*: ἀνορθότεραι V: imbecillis *Lat.*^{p} δὲ^{I} *Gad. Lat.*^{p}: *om.* V *Gal. Scr. min. II 61,3* ἠπιώτεραι] ἡμερώτεραι *Gal. Scr. min. II 61,3 Gad.*: mansueti *Lat.*^{p}: gehen zur Weichheit *Ḥun.* ὅσοι *Gal. Scr. min. II 61,5 Gad.* δὲ^{II} *add. Gal. Scr. min. II 61,5 Gad. Lat.*^{p} 8 λεπτά] τελέτεραι *Gad.*: λεπρὰ *coni. Koraes* 8sq. οὐκ εὔκρητα] οὐκ εὕρηκα *Gal. Scr. min. II 61,6*: οὐ κέκρηνται V: temperata *Lat.*^{p}: bei dem die Mischung seiner Luft nicht gleichmäßig ist *Ḥun.* 9 σκληρά] hart *Ḥun.*: solidas *Lat.*^{p} σκληρά τε *Littré*: τε σκληρὰ V: σκληρὰ *Gal. Scr. min. II 61,7* εὔτονα *Gal. Scr. min. II 61,7 Gad.*: fortes *Lat.*^{p}: gespannt *Ḥun.* 10 μελανότερα εἶναι *Gad.* καὶ^{II}] (mores) autem *Lat.*^{p} 11 ὅκου] non *Lat.*^{p} (*leg.* οὐ *pro* οὗ) αἱ *add.* Barb. 12 αὐταὶ – 13 διαφερούσας *om. Lat.*^{p} αὐταῖς φησιν αὐτῇσιν *Gad.*: αὗται ἑωυτέοισιν V 15 ἄν τις τρέφηται *Koraes* (ἄν τις τρέφεται *iam Corn.*[1]): ἀντιστρέφεται V: στρέφεται *Gal. XIX 141,10 K.*: nutriuntur *Lat.*^{p}: weil die Nahrung der Menschen aus ihm stammt *Ḥun.* 16 τῇ φύσει *om. Lat.*^{p} ἀκολουθοῦντα V: ἀκόλουθα ἐόντα *Koraes* τὰ *add. Gal. Scr. min. II 61,11*

werden. Wenn Flüsse in dem Land sind, die das stehende und das 4
Regenwasser daraus ableiten, so werden diese Menschen gesund sein
und ein klares Aussehen haben. Wenn freilich keine Flüsse im Lande
sind und sie stehendes Wasser aus Zisternen und Sümpfen trinken,
so werden sie ihrem Typus nach mehr dickbäuchig sein und Milz-
schwellung zeigen. Andererseits werden die Gestalten derer, die ein 5
hochgelegenes, ebenes, von Winden durchwehtes und von Gewässern
durchzogenes Land bewohnen, groß und einander ähnlich sein, ihr
Sinn aber wird eher unmännlich und zahm sein. Die Gestalten derer 6
aber, die ein mageres, wasserarmes, kahles Land mit unausgewogenem
Klima bewohnen, sind natürlich mager und straff; sie sind mehr blond
als schwarz, und ihr Charakter und ihr Temperament ist selbstbewußt
und eigenwillig. Denn wo Schwankungen des Klimas sehr häufig sind 7
und dies in sich selbst sehr verschieden ist, wird man auch den körper-
lichen Typus, den Charakter und die Konstitution am meisten von-
einander verschieden finden.

Das sind die wichtigsten natürlichen Unterschiede; dazu kommen 8
das Land, in dem man aufwächst, und die Gewässer. Denn man wird
meistens finden, daß der Natur des Landes die Gestalt der Menschen

9 τοὺς τρόπους. ὅκου μὲν γὰρ ἡ γῆ πίειρα καὶ μαλακὴ καὶ εὔυδρος καὶ
τὰ ὕδατα κάρτα μετέωρα, ὥστε θερμὰ εἶναι τοῦ θέρεος καὶ ⟨τοῦ⟩ χει-
μῶνος ψυχρά, καὶ τῶν ὡρέων καλῶς κεῖται, ἐνταῦθα καὶ οἱ ἄνθρωποι
σαρκώδεές εἰσι καὶ ἄναρθροι καὶ ὑγροὶ καὶ ἀταλαίπωροι καὶ τὴν ψυχὴν
92 κα|κοὶ ὡς ἐπὶ τὸ πολύ, τό τε ῥάθυμον καὶ τὸ ὑπνηρὸν ἔστιν ἐν αὐτοῖσιν
10 ἔς τε τὰς τέχνας παχέες καὶ οὐ λεπτοὶ οὐδ' ὀξέες. ὅκου δ' ἐστὶν ἡ χώρη
ψιλή τε καὶ ἀνώχυρος καὶ τρηχεῖα καὶ ὑπὸ τοῦ χειμῶνος πιεζευμένη καὶ
ὑπὸ τοῦ ἡλίου κεκαυμένη, ἐνταῦθα δὲ σκληρούς τε καὶ ἰσχνοὺς καὶ δι-
ηρθρωμένους καὶ ἐντόνους καὶ δασέας τό τε ἐργατικὸν ὀξὺ ἐνεὸν ἐν τῇ
φύσει τῇ τοιαύτῃ καὶ τὸ ἄγρυπνον τά τε ἤθεα καὶ τὰς ὀργὰς αὐθάδεας
καὶ ἰδιογνώμονας τοῦ τε ἀγρίου μᾶλλον μετέχοντας ἢ τοῦ ἡμέρου ἔς τε
τὰς τέχνας ὀξυτέρους τε καὶ ξυνετωτέρους καὶ τὰ πολέμια ἀμείνους εὑρή-
11 σεις, καὶ τἄλλα τὰ ἐν τῇ γῇ φυόμενα πάντα ἀκόλουθα ἐόντα τῇ γῇ. αἱ
μὲν ἐναντιώταται φύσιές τε καὶ ἰδέαι ἔχουσιν οὕτως· ἀπὸ δὲ τούτων
τεκμαιρόμενος τὰ λοιπὰ ἐνθυμεῖσθαι, καὶ οὐχ ἁμαρτήσῃ.

1–6] Gal. Scr. min. II 61,16–62,3 6–13] Gal. Scr. min. II 62,8–17

1 πίειρα Barb. *Zwinger*: πίηρα *sive* πικρὰ *codd. gr. Gal. Scr. min. II 61,16*: πικρὰ *Gad.*: πιθηρὰ V: pinguis *Lat.*ᵖ *Gal. vers. Lat.* (N): fett *Ḥun.* 2 μετέωρα] infolge seiner Lage *Ḥun.* *post* μετέωρα *add.* ἔχουσα *Gad.* (*cf.* [*Gal.*] *XVI 92,4 K.*) τοῦ[II] *add. Koraes ex Gal. Scr. min. II 61,18* 3 κακῶς *Gal. Scr. min. II 61,19 Gad.* 5 ὡς] ὥστε *Gal. Scr. min. II 62,1 Gad.* ἐπὶ τὸ πολὺ *Corn.*: ἐπὶ τόπου V: ἐπὶ πολὺ *Gal. Scr. min. II 62,1 Gad.*: plerumque *Lat.*ᵖ: *om. Ḥun.* τό[II] – αὐτοῖσιν] optima ita ut *Lat.*ᵖ: *om. Ḥun.* ὑπνηλὸν *Gal. Scr. min. II 62,2 Gad.* ἔστιν] ἔνεστιν *Gal. Scr. min. II 62,2 Gad.* *post* αὐτοῖσιν *add.* ἰδεῖν *Gad. Gal. vulg.* (*cf. IV 802,13K.*) 6 ἐστὶν *del. Wilamowitz* 7 ἀνώχυρος] ἄνυδρος *Gal. Scr. min. II 62,9*: inaquosa *Lat.*ᵖ: tiefliegend *Ḥun.*: ἀνώρυκτος *Pohlenz, 75* *post* ἀνώχυρος *add.* χιόνι *Gad.* πιεζομένη *Gal. Scr. min. II 62,10* 8 δὲ *om. Gal. Scr. min. II 62,10* ἰσχνοὺς] tenues *Lat.*ᵖ: dünn *Ḥun.*: ἰσχυροὺς *Gal. Scr. min. II 62,11* (tenues *cod.* d) *Gad.* 8sq. διηρθρωμένους – δασέας *om. Ḥun.* 9 εὐτόνους *Gal. Scr. min. II 62,11 Gad.* δασέας *Gal. Scr. min. II 62,12*: δασεῖς V: δασεεῖς *Gad.*: habundantes *Lat.*ᵖ *post* δασέας *add.* ἴδοις *Gad.* (*cf.* [*Gal.*] *XVI 318,17 K.*) ἐργαστικὸν *Gal. Scr. min. II 62,12 Gad.* ἐνεὸν *Gal. Scr. min. II 62,12 Gad.*: ἔνθεν V: *om. Lat.*ᵖ *Ḥun.* 9sq. ἐν – αὐθάδεας *om. Ḥun.* 10 αὐθαδίας V: hec exercitantes *Lat.*ᵖ 11 *post* μετέχοντας (retinentes) *add.* animum *Lat.*ᵖ 12 εὑρήσεις *om. Lat.*ᵖ *Ḥun.* 13 ἀκολουθέοντα *Rüst, 17* (*cf. supra p. 80,16*): consequentia *Lat.*ᵖ 14 ἐναντιώταται φύσιές] melior natura fuerint *Lat.*ᵖ 15 καὶ οὐχ ἁμαρτήσῃ *om. Lat.*ᵖ *subscr.*: ἱπποκράτους περὶ τόπων ἀέρων ὑδάτων V: explicit liber ypocratis de aeribus et de locis et de aquis *Lat.*ᵖ: Es endet das Buch der Lüfte und der Länder von Hippokrates *Ḥun.*ˣʸ: über die Lüfte und Zeiten und Länder und Wässer *Ḥun.*ᶻ: de aere aqua et regionibus *Ḥun.*Lat.

und ihr Charakter entsprechen. Wo nämlich die Erdoberfläche fett, 9
weich und gut bewässert ist, wo die Gewässer sehr an der Oberfläche
liegen, so daß sie im Sommer warm und im Winter kalt sind, und wo
das Land eine gute klimatische Lage hat, da sind auch die Menschen
fleischig, schlecht gegliedert, feucht, nicht widerstandsfähig und in
ihrer Seele meistens feige. Denn Schlaffheit und Schläfrigkeit ist in
ihnen, und ihr Sinn für die Künste ist stumpf, nicht fein und scharf.
Wo das Land aber kahl, wasserarm und rauh ist und vom Winter 10
heimgesucht und von der Sonne ausgedörrt wird, da wird man finden,
daß die Menschen hager, dürr, gut gegliedert, straff und stark behaart
sind, daß sich Arbeitsamkeit und Wachheit in hohem Grade bei derartigen Konstitutionen findet und daß ihr Charakter und ihr Temperament selbstbewußt und eigenwillig ist, daß sie an Wildheit mehr als an Sanftmut teilhaben und daß sie für die Künste scharfsinniger und verständiger und für den Krieg besser geeignet sind und daß auch
alles andere, was im Lande wächst, dem Land entspricht. Das sind 11
die am stärksten entgegengesetzten Typen von Konstitution und Gestalt. Von ihnen ausgehend, muß man seine Schlüsse und Erwägungen auf das übrige ausdehnen. Dann wird man keinen Fehler machen.

INDICES

*= exempla; → =vide

I. INDEX NOMINVM

II. INDEX VERBORVM

CORPUS MEDICORUM GRAECORUM

Herausgegeben von der Deutschen Akademie der Wissenschaften zu Berlin in Gemeinschaft mit der Königlichen Dänischen Akademie in Kopenhagen und der Sächsischen Akademie der Wissenschaften zu Leipzig

Noch lieferbare Bände:

II Carolus Hude: **ARETAEUS**
Editio altera lucis ope expressa nonnullis locis correcta indicibus nominum verborumque et addendis et corrigendis aucta
1958. XXVII, 227 Seiten – gr. 8° – M 48,– (Bestell-Nr. 2028/6)

V 10, 2, 3 Ernst Wenkebach / Konrad Schubring: **Galeni in Hippocratis** Epidemiarum libros commentaria. Indices nominum et verborum Graecorum
1955. VI, 260 Seiten – gr. 8° – Leinen M 42,– (Bestell-Nr. 2028/4)

V 10, 2, 4 Franz Pfaff: **Galens Kommentare zu den Epidemien des Hippocrates**
Indizes der aus dem Arabischen übersetzten Namen und Wörter. Die als sogenannte Simulantenschrift griechisch überlieferten Stücke des 2. Kommentars zu Epidemien II. Hrsg. v. Karl Deichgräber und Fridolf Kudlien
1960. VII, 120 Seiten – gr. 8° – M 35,– (Bestell-Nr. 2028/7)

VIII, 2 Alexander Olivieri: **Aetii Amideni Libri medicinales V—VIII**
1950. II, 554 Seiten – gr. 8° – M 35,– (Bestell-Nr. 2028/1)

X 4 **Leo the Physician**
Epitome on the nature of man. Edited for the first time and translated by Robert Renehan
1969. 79 Seiten – gr. 8° – Leinen M 26,– (Bestell-Nr. 2028/13)

XI 1, 1 Apollonios von Kition: **Kommentar zu Hippokrates — Über das Einrenken der Gelenke**
Übersetzt von Jutta Kollesch u. Diethard Nickel. Hrsg. v. Jutta Kollesch u. Fridolf Kudlien
1965. 133 Seiten – 30 Tafeln – gr. 8° – M 43,– (Bestell-Nr. 2028/11)

FSC
www.fsc.org
MIX
Papier | Fördert
gute Waldnutzung
FSC® C083411

Kolibri 360 GmbH
Ferdinand-Jühlke-Straße 7
99095 Erfurt, Deutschland
produktsicherheit@kolibri360.de